国家级名老中医经典验案解析丛书

呼吸病名医验案解析

许彦来　谢文英　主　编

中国科学技术出版社

·北　京·

图书在版编目（CIP）数据

呼吸病名医验案解析 / 许彦来，谢文英主编．-- 北京：中国科学技术出版社，2018.10

ISBN 978-7-5046-8074-7

Ⅰ．①呼… Ⅱ．①许… ②谢… Ⅲ．①呼吸系统疾病－中医治疗法－医案－汇编－中国－现代 Ⅳ．① R259.6

中国版本图书馆 CIP 数据核字（2018）第 157075 号

策划编辑 崔晓荣

责任编辑 崔晓荣 高 磊

装帧设计 北京胜杰文化发展有限公司

责任校对 杨京华

责任印制 马宇晨

出　　版 中国科学技术出版社

发　　行 中国科学技术出版社发行部

地　　址 北京市海淀区中关村南大街 16 号

邮　　编 100081

发行电话 010-62173865

传　　真 010-62173081

网　　址 http://www.cspbooks.com.cn

开　　本 720mm × 1000mm 1/16

字　　数 270 千字

印　　张 16.5

版　　次 2018 年 10 月第 1 版

印　　次 2018 年 10 月第 1 次印刷

印　　刷 北京华联印刷有限公司

书　　号 ISBN 978-7-5046-8074-7/R · 2276

定　　价 49.00 元

内容提要

编者根据我国丰富的中医典籍和大量的临床资料，详细介绍了160余例验案，主要介绍了国医大师诊治呼吸疾病，如感冒、咳嗽、咽炎、肺炎、肺结核、慢性阻塞性肺疾病、肺癌等的临证治疗及辨证论治的方法。书中以现代医学病名为纲，以名老中医的姓名为目，先叙述辨证论治的主题思想，再详细叙述治病的过程，最后讲解辨病思路和用药技巧。本书内容丰富，语言精练，科学实用，适合广大呼吸病患者及其家属阅读，也适合临床中医师和中医药爱好者参考。

《国家级名老中医经典验案解析丛书》编委会

前言

人体呼吸系统是执行机体和外界进行气体交换的器官，由呼吸道和肺两部分组成。呼吸道包括鼻腔、咽、喉、气管和支气管，临床上把鼻腔、咽、喉称为上呼吸道，将气管和支气管称为下呼吸道，呼吸道的壁内有骨或软骨支持以保证气流的畅通。肺主要由支气管反复分支及其末端形成的肺泡共同构成，气体进入肺泡内与肺泡周围毛细血管内的血液进行气体交换。

由于呼吸系统直接与外界相通，在进行气体交换过程中，环境中的有害气体、粉尘、病原微生物及某些致敏物等可随空气进入呼吸道和肺，尤其当机体抵抗力和免疫功能下降，或者呼吸道的自净与防御功能减下时，就会导致呼吸系统疾病的发生。

从中医学角度讲，肺为华盖，主皮毛而司呼吸，易受外邪侵袭。无论外感六淫，还是内伤七情，均可导致肺的宣肃功能异常而为病。其病因病机有风寒束肺、风热犯肺、燥邪伤肺、痰浊阻肺、痰热壅肺等。在治疗上应遵循“急则治其标，缓则治其本”的原则，而扶正祛邪也是重要的治则。实者泻之，虚者补之。若肺气壅塞、痰湿阻肺，则当泻肺降气、化痰去壅；如邪热乘肺、肺失肃降，则当清肺泄热、化痰肃肺。肺气不足，往往伴有脾虚不足之证候，当予培土生金，肺脾双补；若肺肾气虚、水泛为患，又当解表行水，标本兼治。临证多采用扶正培本为主，通过补气、补血、宣降肺气、健脾养胃、化痰止咳相结合的方法，可大大提高疗效。这种基于从整体观出发，根据辨证论治原则，应用辨证与辨病相结合，扶正与祛邪相结合，从多靶点综合考虑治疗呼吸病的效果非常好。

本书精选了160余例验案，详细介绍了咳嗽、鼻炎、咽炎、肺炎、急性支气管炎、支气管扩张、哮喘、肺结核、慢性阻塞性肺疾病、肺癌等疾病的辨证施治过程及所开药方。病例部分详细介绍患者的临床表现、治疗过程；解析部分重点介绍用药技巧和药理。本书的编写力求科学性、有效性和先进性，集中反映了现代中医在治疗呼吸系统疾病方面较高的治疗水平，为临床科研和教学提供借鉴。

由于编者水平有限，书中难免有不当之处，望读者朋友和中医界同仁提出宝贵意见。

编　者

目录

第一章 普通感冒

第二章 流行性感冒

第三章 咳嗽

第四章 慢性鼻炎

第五章 慢性咽炎

第六章 急性气管支气管炎

第七章 慢性支气管炎

第八章 肺炎

第九章 哮喘

第十章 支气管扩张

第十一章 肺脓肿

第十二章　肺结核

第十三章　慢性阻塞性肺疾病

第十四章　慢性肺源性心脏病

第十五章　肺癌

第一章　普通感冒

感冒是最常见的上呼吸道感染，民间俗称“伤风”，是由于受风受寒后，呼吸道局部抵抗力下降而感染病毒或细菌所致。常见表现有头痛、鼻塞、流涕、喷嚏、流泪、恶寒、发热、全身不适或伴有轻微咳嗽等。

本病四季皆可发病，但以冬春两季多见。中医学认为，感冒是因人体正气不足，感受外邪，引起鼻塞流涕、恶寒发热、咳嗽、头痛、四肢酸痛为主要症状的疾病。感冒一般病程为5～10天，预后良好。但对年老体弱或体质差者，往往容易患病，且反复发作，缠绵难愈，需精心调养。儿童患者若失治或误治，则易并发扁桃体炎、鼻窦炎、中耳炎、气管炎乃至肾炎。

感冒属于中医学“伤风”“外感风寒”范畴。中医学认为，感冒是感受风邪或时行病毒，引起肺卫功能失调，出现以鼻塞、流涕、喷嚏、头痛、恶寒、发热、全身不适等为主要表现的一种外感疾病。感冒又有伤风、冒风、伤寒、冒寒、重伤风等名称。治则解表达邪，清热解毒和宣通肺气等。

施今墨医案

名医小传

施今墨，著名中医学家。他年幼时，因母多病，遂立志学医。他的舅父河南安阳名医李可亭见其聪颖，因而在施今墨13岁时即教他学习中医。施今墨学医刻苦，20岁已经通晓中医学理论。施今墨一生致力于中医治病救人、中医改革和中医教学，他长期从事中医临床，治愈了许多疑难重症，创制了许多新药。

【辨证治则】病疾连连，乃正虚邪胜之感冒。治以养阴生津，祛邪解毒为主。

钱某，男，39岁。6个月前曾连患感冒数次，愈后每日下午仍自发热，不甚高，在38℃左右，时有汗出。选用西药青霉素、链霉素等，中药三黄、白虎、犀角（代）、地黄、青蒿、鳖甲、龙胆泻肝、安宫牛黄、紫雪及银翘、荆防等汤、丸，均无效果。纳食亦不见佳，舌绛口干，诊脉沉弦，重取尚有抗力。综合证脉，详审前后病情和方药，似系感冒重重，积留余邪在内，流连于气血经隧之间，并未深入脏腑各部，是以无从检查。而从日间发热、汗迹、舌象、脉形、抗力等方面观察，知为病邪久伏深处，有欲自寻出路之象。拟用引药深入，引病外出方法，进剂试服，获效再议清除善后之方。

【辨证】证属感冒后余邪内恋。

【处方】牡丹皮、丹参各6g，赤芍、白芍各6g，细生地黄、鲜生地黄各9g，青蒿9g，地骨皮9g，荆芥穗9g，浮萍6g，大豆黄卷24g，栀子9g，木通4.5g，柴胡4.5g，黄芩9g。另：羚羊角（代）1.8g，牛黄0.6g。共研细面，分2次冲服。

二诊：前药服2剂，微汗，尿赤，觉热度大减，虽有潮时，亦不定在午后，烦躁顿去，思食。接予养阴存津，肃清余热，以期消减残邪，巩固成果。

【处方】白茅根、芦根各12g，生地黄15g，鳖甲15g，麦冬9g，寒水石

12g（滑石块15g同打布包），白薇6g，茯苓、赤芍各9g，胡黄连4.5g，蝉蜕4.5g，玄参12g，牡丹皮9g，知母6g，炒枳壳6g，天花粉12g，甘草3g。

三诊：连进5剂，热度逐渐退净，脉静身凉，小便由赤而黄而清长，已无余邪留恋。但气血亏损之处，应当从速补偿，立丸方善后。

【处方】生地黄、熟地黄各30g，党参60g，陈阿胶60g，白术60g，当归30g，西洋参30g，五味子30g，玉竹60g，酒杭白芍60g，龟甲60g，枸杞子60g，丹参60g，黄芪90g，天冬30g，茯苓、茯神各30g，炙甘草30g。

各药共研细末，炼蜜为丸，每丸重9g，每日早、晚各服1丸，白开水送下。

◆ 解析

患者6个月前曾患感冒数次，愈后低热不退，时有汗出，证属正虚邪恋，施老抓住深伏之邪有欲自寻出路之象，治当因势利导，用引病外出之法，热遂大减，继以养阴存津，肃清余热，以期祛除余邪，余邪去，又立丸药方补益气血，以防后患。

◆ 读案心悟

【引自】吕景山. 施今墨医案解读.北京：人民军医出版社，2009.

蒲辅周医案1

【辨证治则】风邪郁闭型感冒，治宜宣肺祛邪，化痰养胃为法。

杨某，男，63岁。1962年6月28日初诊。发热已数日，体温尚38.3℃，恶风寒，头痛，身痛，咽痛，咳嗽吐痰，二便正常。右脉浮数，左脉沉细数；舌正苔黄腻。中医诊断为外感风寒。

【辨证】证属风邪郁闭，肺气不宣。

【治法】治宜宣透。

【处方】紫苏叶、杏仁、桔梗各4.5g，陈皮、姜天南星、橘红、前胡各4.5g，僵蚕6g，薄荷（后下）、炒枳壳、黄芩各3g，甘草1.5g，生姜2片。2剂，每剂煎2次，共取200mL，分早、晚2次温服。

1962年6月30日二诊：药后，恶寒、发热、咳嗽均减。咽微痒，痰稠淡黄，头晕乏力，右脉微数，余沉细，舌正苔灰腻。风邪虽减，肺胃未和，治宜清宣兼调肺胃。

【处方】紫苏叶4.5g，杏仁6g，桔梗3g，僵蚕4.5g，橘红4.5g，枇杷叶6g，桑白皮4.5g，薏苡仁9g，冬瓜子9g，炒枳壳3g，甘草3g。2剂，煎服法同前。

1962年7月2日三诊：已不恶风，体温正常，头、身痛基本消失。但尚咽微痒，微咳，痰淡黄，口干。脉沉微数，舌正苔灰褐腻。风邪再减，肺气未清，治宜清燥、和胃、化痰。

【处方】炙桑皮4.5g，地骨皮6g，甘草3g，姜天南星3g，桔梗3g，橘红4.5g，杏仁3g，枇杷叶9g，枳壳3g，麦芽6g。2剂，煎服法同前，服后病愈。

◆解析

脉证属风邪郁闭，用杏苏散去半夏易天南星，加僵蚕、薄荷，以增加祛风宣肺之力。发热已数日，苔黄，佐以黄芩。二诊：风邪已减，痰稠淡黄，苔灰腻，加薏苡仁、冬瓜子合苇茎汤。三诊：燥气未平，肺失清肃，用泻白散加减而愈。

◆读案心悟

【引自】刘晓伟. 中医临床案例教学系列丛书·胃肠病. 北京：人民军医出版社，2007.

蒲辅周医案 2

【辨证治则】患者素来体弱，脾胃两虚，卫外不固，故容易感冒。治疗以扶正祛邪、养胃建中为主。

邹某，男，60岁。1958年8月23日初诊。患者形瘦体弱，素易感冒，近因疲劳受凉，头项强痛，畏风，动则汗出，轻微咳嗽，消化不好已久，肠鸣，纳差，精神不振。左寸脉微浮，右寸微，两关弦虚，两尺沉弱；舌正苔薄白黏腻。中医诊断为伤风。

【辨证】此属体虚卫阳不固，复感新凉之气。

【治法】治宜调营卫，建中气。

【处方】党参6g，桂枝4.5g，白芍6g，炙甘草4.5g，生黄芪9g，法半夏6g，陈皮3g，茯苓6g，生姜2片，大枣3枚。2剂，慢火煎2次，取300mL，加饴糖50g，和匀，分2～3次温服。

1958年8月25日二诊：药后2小时微烦，继而汗出，畏风消失，头痛亦解，饮食略增，睡眠不好。两寸脉沉微，两关脉弦缓，两尺脉沉迟。营卫初和，治宜和脾柔肝，兼滋心肾。

【处方】党参6g，白术6g，茯苓9g，炙甘草3g，半夏4.5g，橘红4.5g，五味子（打）20粒，酸枣仁9g，肥知母1.5g，川芎1.5g，大枣4枚。2剂，水煎温服。

◆解析

营卫生于水谷，源于脾胃，脾为营之源，胃为卫之本。患者近因劳逸失当，中气再受损伤，复受风邪而感冒。病者中气虚，为致病因素的主要方面，治宜扶正祛邪。先用黄芪建中汤合新加汤，甘温建中，调和营卫；继用六君

◆读案心悟

子汤合酸枣仁汤，和脾柔肝，兼滋心肾而康复。虚人感冒，尺脉沉弱者，慎不可发汗；中气虚寒而外感者，辛凉之剂亦要慎用。

【引自】刘晓伟. 中医临床案例教学系列丛书·胃肠病. 北京：人民军医出版社，2007.

董建华医案

【辨证治则】本例发病正值夏秋之交，感受暑湿则患发热。为湿热内伏，外感风邪致病，以清热疏风、化湿祛邪治之。

凌某，女，27岁。1971年8月初诊。自诉妊娠将届产期，低热不退，不以为意，照常工作。产后继续发热，已持续50余天，时高时低，高时达39℃，多为午后潮热，睡后渐退，伴有恶风，无汗，形疲神怠，周身酸痛，饮食减少，大小便如常。舌质暗红，苔灰白而薄，脉濡数。中医诊断为暑热感冒。

【辨证】证为暑湿内伏，兼感风邪。

【治法】治宜清暑化湿，疏风清热。

【处方】土茵陈蒿21g，白薇12g，神曲9g，黄芩6g，草果皮5g，扁豆衣15g，荆芥5g，薄荷（后下）3g，茯苓24g。

水煎温服，连服3剂。1剂后周身微汗，发热渐退；2剂恶风亦罢，3剂后各症具解，精神好转。继用前方，连服6剂，以巩固疗效。

◆解析

患者形体神怠，肢体酸痛，饮食减少，舌苔灰白等；兼夹风邪闭于肌表，故无汗，恶风；又因产后体弱气虚，脾胃健运力差，致使湿邪难化、湿热难解，病势缠绵。叶天士："或透风于热外，或渗湿于热下，不与热相

◆读案心悟

搏，势必孤矣。”这是治疗热邪夹风、夹湿而不解之定法。本着这一要旨，采用疏风清热、消暑渗湿之法。方中重用土茵陈蒿而不是绵茵陈，是因土茵陈芳香微苦，能透热中之湿，又能清湿中之热；佐黄芩少许，直清里热。但恐黄芩苦寒伤中气，故重用茯苓以健脾，甘淡化苦和胃气，且又具有渗湿之功。扁豆衣、草果皮清轻透湿。薄荷、荆芥散肌表之风，使风邪疏散；神曲消食化滞，湿邪透化，里无食滞，则暑热孤立。再加白薇透热出表，以退久热。上药组合成方，正合叶天士“透风于热外，渗湿于热下”之意，而使久热治愈。

【引自】董建华．中国现代名中医医案精华．北京：北京出版社，1990.

张伯臾医案

【辨证治则】旧病未去，又感风邪，有表虚营卫不和之象，以祛风解表，益气补血治之。

白某，女，55岁。1972年7月19日初诊。消化道出血后，体虚未复，发热4天不退，现体温39.3℃，恶风寒，有汗不解，口不渴饮，苔薄白，脉浮小数。中医诊断为伤风。

【辨证】证为体虚感风，营卫不和。

【治法】治宜祛风散邪，调节营卫。

【处方】桂枝汤加味：桂枝4.5g，炒白芍9g，生甘草4.5g，鲜藿香、佩兰各3g，茯苓9g，豆蔻3g，鲜荷梗1支。水煎服，每日1剂。

二诊：服上方1剂后，恶寒、身热即退，服2剂后，仍汗多，疲倦，脉细弱，舌淡红。风邪已解，营卫未和，正气未复，再拟桂枝加人参汤，扶正以止汗。

【处方】桂枝4.5g，炒白芍9g，生甘草4.5g，太子参12g，浮小麦30g，炒防风6g，陈皮4.5g。

三诊：服上方1剂后，汗出已止，已思饮食，但面色萎黄，难眠，脉细弱，舌淡红。客邪退后，气血两亏，心脾同病，神不守舍，故再调养心脾而补气血。

【处方】党参9g，黄芪12g，炒白术9g，茯苓9g，炙甘草6g，炒当归9g，炒酸枣仁9g，炙远志4.5g，鸡血藤15g，制何首乌15g，陈皮4.5g。4剂后痊愈。

◆解析

患者因消化道出血住院止血治疗，继发感染，经抗感染治疗体温不退。患者失血之后，可知营血已伤，表气亦弱。今又复感风邪，故症见发热、恶寒、有汗不解等表虚营卫不和之象，虽为血家，又值夏令炎热，而仍予桂枝汤加鲜藿香、佩兰、茯苓、豆蔻、鲜荷梗芳宣之品，祛风辟秽，1剂而热退，风邪得解；继以桂枝加人参汤续调营卫而补其虚；最后用党参、黄芪、茯苓、炙甘草、炒当归、炒酸枣仁、鸡血藤、制何首乌等理心脾、补气血之剂而收。由此可见，伤寒论方不拘泥于治疗伤寒，桂枝汤虽为温药，亦不忌血家，不限四季，只须脉症符合，便可对症用方。

◆读案心悟

【引自】严世芸．张伯臾医案．上海：上海科学技术出版社，1979．

邹云翔医案

【辨证治则】暑温是感受暑热病邪所发生的外感病，为夏季常见的急性热病。本病例为暑热感冒。采用清暑解毒，滋阴利湿之法。

张某，女，10岁。1965年8月3日初诊。发热5天，体温39～40℃，汗出不畅，口渴，唇燥而不欲多饮，咽喉觉痛，神志清楚，大便4日未排，按腹作胀，脉象濡数，苔色淡白。中医诊断为暑热感冒。

【辨证】为暑热内闭。

【治法】清暑透表，通腑导滞。

【处方】香薷2.4g，荆芥2.4g，藿香6g，金银花9g，菊花9g，枳实6g，知母12g，六一散（包）12g，芦根60g，玉枢丹（冲）0.3g。

1965年8月4日二诊：上方于昨日下午煎服后，汗出颇透，大便畅排2次，午夜后热退身凉，今日上午体温为36.5℃，口不渴，唇不燥，咽喉不痛，腹部舒适，脉细和，苔薄白。嘱原方续服半剂，而后病愈。

◆解析

叶天士说："夏暑发自阳明。"言暑热之邪，伤人最速，发病之初多见阳明证候。本例高热5天，病邪尚在卫气，未及营血，而腹有积滞，故用表里两解法。香薷、藿香、荆芥清暑透表；金银花、菊花清暑解毒；知母、芦根清暑滋阴；六一散清暑利湿；玉枢丹配枳实解毒辟秽，通腑导滞。玉枢丹具有解毒、辟秽、开窍之功，凡温病高热、胸闷、烦躁、腹满、苔厚或神志昏糊，或头痛、喉痛、脉数者，辨证准确，用之得当，每可应手奏效。

◆读案心悟

【引自】邹云翔．邹云翔医案．南京：江苏科学技术出版社，1981.

任继学医案

【辨证治则】风寒过胜，邪已内入型感冒，用解热止痛、养胃生津的方法论治。

张某，男，49岁。1988年9月27日入院。因头痛、发热1周，经自服解热镇痛药及银翘解毒丸不见好转而来求治，门诊以“感冒”收入院。入院时其症见微发热恶寒，肢节疼痛，脘腹满闷，恶心欲呕，舌质淡红苔薄，脉微略数。医生诊为“风寒表证”，投桂枝汤以调和营卫，予鲜竹沥水以降逆止呕。4剂药后未效，请任老会诊。任老诊毕谓：“此太少合病，可与柴桂各半汤治之。”

【处方】柴胡10g，桂枝7.5g，人参10g，黄芩10g，半夏10g，甘芋7.5g，大枣6枚，生姜3片。

每日1剂，水煎服。服药6剂，而告痊愈出院。

解析

任老谓“此外证虽在而病机已见于里，非柴桂各半汤双解两阳而不能治之也。”盖此证属太阳病迁延日久，又误以桂枝汤失治，故投桂枝汤而不效。该患者外感已1周余，本当寒热退之，而今反见发热恶寒之表证，更见脘腹满闷之里证。然而表证虽不去但已轻，仅见微发热恶寒，肢节疼痛，里证虽已见但未甚，仅见脘腹满闷，恶心欲呕，可见部分邪气已由太阳传入少阳形成太少并病之局。故投桂枝之半

读案心悟

以散太阳未尽之邪，取柴胡之半以解少阳微结之证。但因疾病迁延日久，邪气虽未解而正气已虚故不减方中之人参。此发表与和里兼用之法，故任老药到而病除矣。

【引自】封婉君．任继学医案四则.吉林中医药，1990（2）：8－9.

周仲瑛医案

名医小传

周仲瑛，南京中医药大学教授，主任医师，博士生导师，国医大师。世代中医，幼承庭训，随父周筱斋教授学习中医。1948年开始从事中医临床工作，1956年进入南京中医学院附属医院工作，先后任住院医师、主治医师、主任医师、院长等职。目前担任中国中医科学院学术委员、江苏省中医学会终身名誉会长等职。

【辨证治则】本例患者久患慢性肺病、糖尿病，为高年正虚之体复感外邪，触动内伏之痰热，而致痰热闭肺。宜用扶正祛邪，清热宣肺的方法论治。

郭某，女，80岁。2002年4月8日初诊。有慢性支气管炎、肺气肿、肺源性心脏病、糖尿病病史多年，近1周因感冒发热，住南京市某医院，用抗生素治疗仍难控制。查血白细胞计数2.4×10^9/L，中性粒细胞0.9。现症：胸闷如塞、呼吸不利、喘息不安，咳而无力，痰黏，咳吐不利，汗多，大便干结，舌质暗红，舌苔薄黄腻，脉细滑数。中医诊断为伤风。

【辨证】证属痰热郁肺，肺气郁闭，失于宣畅。病情危重，慎防正虚邪陷喘脱之变。

【治法】急于化痰清热，开泄肺气。

【处方】升麻4g，生石膏（先煎）20g，杏仁10g，生甘草3g，知母10g，射干10g，葶苈子15g，全瓜蒌20g，海浮石10g，金荞麦根20g，麦冬10g，玄参12g。7剂，每日1剂，水煎服。

2002年4月15日二诊：药后胸闷、呼吸不利减轻，仍有喘息，气促，咳嗽无力，咳痰色白而黏，咳吐不利，大便干结，3日一行，舌脉如前。治守原法，上方加青礞石（先煎）12g，猪牙皂2.5g，熟大黄6g。7剂。

2002年4月22日三诊：胸闷不显，呼吸稍感急促，痰出喘息能平，汗出不多，大便二日而行，舌暗红，舌苔薄黄腻，脉细滑。复查血白细胞计数 1.4×10^9/L，中性粒细胞0.75。4月15日方去猪牙皂，加太子参10g。

◆解析

患者肺失宣畅，从而出现胸闷如塞、呼吸不利、喘息不安等咳喘重症。汗多、咳嗽无力为正虚邪陷，由喘致脱的先兆征象。辨证属正虚痰热蕴肺，治以祛邪利气、化痰清热、开泄肺气为急。方取麻杏石甘汤意，痰热较重故不用辛热之麻黄而改用清解之升麻，升而发散，开泄肺气；知母、射干、葶苈子、全瓜蒌、海浮石、金荞麦根化痰清热肃肺，麦冬、玄参养阴扶正。

◆读案心悟

【引自】李伟峰，何小刚，高向丽．周仲瑛教授标本兼顾法治疗肺病验案3则．南京中医药大学学报，2009，25（1）：59－61.

郭子光医案

【辨证治则】寒邪由表及里，营卫失和之证。宜用解表清热、止痛祛邪的方法论治。

祝某，女，27岁。15天前因受凉感冒，出现恶寒发热，微汗出，头身疼痛，尤以四肢疼痛更甚，去当地医院诊治，服中西药物未效。更见心跳心累，口苦咽干，呕恶欲吐，于1975年11月11日来院就诊。察其面色暗淡，精神欠佳，头围围巾，身着厚衣，有畏风之感，舌质淡，苔白，脉弦细而浮。

中医诊断为伤风。

【辨证】此寒邪入里化热，少阳兼表。

【治法】治宜和解表里，调和营卫。

【处方】柴胡桂枝汤：柴胡12g，黄芩12g，法半夏12g，党参15g，大枣6枚，桂枝12g，白芍12g，生姜3片，甘草3g。服上方1剂症减，2剂而愈。

◆解析

《伤寒论》第151条云："伤寒六七日，发热，微恶寒，支节烦痛，微呕，心下支结，外证未去者，柴胡桂枝汤主之。"本案寒邪入里化热，既有表，复有里，治疗若先解其表，则少阳之证难愈，如先治其少阳之证，则太阳表虚之证不解，故宜表里同治，方用小柴汤和解表里，桂枝汤调和营卫，表解里和，故效如桴鼓。

◆读案心悟

【引自】周天寒．郭子光应用经方验案．实用中医药杂志，1994（1）：6-7.

李辅仁医案 1

【辨证治则】肺脾气虚，卫外不固，邪气从咽喉口鼻而入，侵犯肺脏而致咳嗽咳痰，外感型感冒。采用润肺清热，疏风祛邪治之。

万某，男，65岁。2006年4月21日初诊。患者既往有高血压病、冠心病、2型糖尿病，4天前受凉后出现恶寒，发热，测体温38～39℃，遇风寒加重，伴头痛、咽痛、音哑、咳嗽、咳吐脓痰。风热之邪从口鼻而入，肺气闭郁，难司开阖，卫阳被遏，阳气不得温煦体表，则见畏寒；卫表之气不得宣通，则见头痛；素体有热（此患者常来就诊，熟知其既往体质，故可测其证型），加之卫表之气不畅，热邪闭郁，壅遏于咽喉，则见咽痛、音哑；咳吐脓痰亦为肺热之象。西医诊断为感冒（上呼吸道感染）。中医诊断为伤风。

【辨证】属中医风热外感型。

【治法】治以疏风清热，宣肺开音。

【处方】银翘散加减：板蓝根15g，柴胡10g，薄荷（后下）5g，金银花20g，连翘10g，牛蒡子15g，桑白皮15g，菊花10g，白芷10g，甘草3g，羚羊角粉（分冲）0.6g。

取5剂，日1剂，水煎服。复诊时患者自述服药5剂后恶寒、头痛已止，体温逐渐下降至37.4℃，现咳嗽有痰，痰色淡绿，流浊涕，查：舌质淡红，苔薄白，脉细滑数。治法改为散风清热，祛痰宣肺，方用施今墨气管炎丸加减。

【处方】南沙参15g，炙白前15g，橘红10g，杏仁10g，炙前胡15g，金银花20g，茯苓30g，石斛10g，炙枇杷叶10g，防风10g，连翘10g，天花粉30g，太子参20g，枸杞子10g。

再取5剂，每日1剂，水煎服。三诊时患者自述又服药5剂，诸症状均明显减轻，守上方加减再服5剂，诸症状完全消失。考虑到患者素患糖尿病，今又值发热之后，气阴损伤，遂以益气滋阴润燥之方调养之。

◆解析

注重宣散慎用收敛。外感邪气最易袭肺，尤其老年人甚至会发生喘促。故治疗外感，当注重宣肺，不可见咳止咳，早用过用收敛之品，成闭门留寇之患。但后期当注意顾护正气，不可过用苦寒。本例患者初治时属外感风热证，以疏风清热宣肺为治则，方用银翘散加減，可谓方药对证，复诊时以咳嗽有痰、痰色淡绿、流浊涕，舌质淡红，苔薄白，脉细滑数为突出表现，治法改为散风清热、祛痰宣肺，方用施今墨气管炎丸加减，乃法随病变，后期

◆读案心悟

以益气滋阴润燥之方调养，目的在于顾护正气。“观其脉证，知犯何逆，随证治之”，适时扶正的思维，为本病案的施治特点。

【引自】贺兴东，等. 当代名老中医典型医案集·内科分册，北京：人民卫生出版社，2009.

李辅仁医案2

【辨证治则】内有郁热、表里不和型感冒，采用解表散热、宣肺和卫治之。

某患者，男，86岁。因持续发热，伴恶风2周余就诊。患者平素嗜食辛辣厚味，大便干结，2周前因受凉出现发热、怕冷、咽痛、微咳，即到医院就诊。查血常规白细胞数不高，胸部X线透视未见异常。医生给予治疗感冒的中西药，配合抗生素，曾服中药汤剂近10天，效果不明显。李老师认为，患者年事已高，慎用发散。观其舌苔黄厚腻，知其内热甚，表里失和。诊断为伤风。

【处方】清解散加酒大黄：金银花20g，炙麻黄3g，枳壳10g，全瓜蒌20g，荆芥10g，防风10g，柴胡10g，薄荷（后下）5g，杏仁10g，桔梗10g，生甘草3g，酒大黄5g。仅服1剂，便通热退。连服3剂，病趋痊愈。

◆解析

通里和卫独具其特色。外感之邪虽有风寒暑湿热之不同，但能随机体阴阳寒热虚实而转变。随着人们生活水平的提高，饮食、七情六欲均易内生郁热。一般来说，内热都偏盛，所以当今以风热感冒为多。李老提出了“没有内热，则没有外感”的独到论断，认为里气不

◆读案心悟

和，则外（卫）气不固，内热不清，则外气难调，制订独具特色的“通里和卫”治则。李老一再强调不同时代赋予疾病以不同内容，治疗上也应随机应变。本例患者舌苔黄厚腻，内热甚，表里失和，李老予清解散加酒大黄，方药对证，故而药到病除。

【引自】李予强，李辅仁教授用清解散加减治疗感冒临床5例. 中国中药杂志，2000，25（11）：701.

路志正医案

【辨证治则】患者生冷辛辣过度，致湿热中生，邪热循经上犯唇面发为红疹，脾喜燥而恶湿，湿热中阻致脾土受伤，肝木横犯，木旺于晨而见五更痛泻。应用除湿健脾，理气和中的方法论治。

樊某，男，31岁。2004年11月24日初诊。患者近1年来自觉体质下降，易疲劳，易感冒，每次均咽痛、发热，体温38～39℃，6个月来又出现受凉后腹泻，多于晨起出现，脐下疼痛，继而腹泻，泻后痛减。平素食纳可，小便正常，多年来面部及口唇周围有红疹，时而刺痒，嗜好冷饮、辛辣食物。望面部及口唇周围有红疹，舌体稍瘦，舌质红，苔薄白，脉沉细滑小数。西医诊断为上呼吸道感染；中医诊断为感冒。

【辨证】属肝旺脾虚，夹有郁热。

【治法】治以崇土抑木，佐以清热。

【处方】防风10g，蝉蜕12g，生白芍12g，陈皮12g，牡丹皮10g，黄连6g，乌梅9g，生薏苡仁20g，花椒3g，生白术12g，蒲公英12g，藿香梗10g，紫苏梗10g，绿萼梅12g，甘草6g。

取14剂，每日1剂，水煎服，并嘱忌生冷、油腻、炙烤，慎起居，畅情志。患者服上药后近期未感冒，腹泻得止，后食用辛辣复发，服药期间自觉心情舒畅，食纳可，夜眠有时欠安，二便尚调，舌质红，苔薄白，脉细滑。既见效机，原方进退，上方去藿香梗、紫苏梗、蒲公英，加枳椇子10g，仙鹤草15g，取14剂，继续服用。2005年3月随访，患者二诊方间断服用2个月余，现严冬已过，今年冬季未曾感冒。

◆解析

从脾胃论治反复感冒。治以崇土抑木，佐以清热，方中以白芍、陈皮、白术泻肝实脾，防风、蝉蜕宣散浮火又具风能胜湿之意，薏苡仁除湿，黄连、蒲公英、牡丹皮清热，绿萼梅疏肝理气，藿香梗、紫苏梗醒脾和中，乌梅柔肝缓急，花椒温运脾土，甘草调和诸药。二诊时因前法已获效，去藿香梗、紫苏梗以防燥烈伤阴，湿热见退而去蒲公英，加枳椇子解酒毒，仙鹤草敛肠止泻治脱。药后病痊愈，严冬已过，未曾感冒。可见中焦湿热，脾胃不足亦可致外感反复发作，从脾胃论治反复感冒亦有良效。

◆读案心悟

【引自】路志正．从脾胃论治反复感冒临床探究．中华中医药学刊，2007，25（2）：253.

第二章　流行性感冒

流行性感冒（简称流感）是由流感病毒引起的急性呼吸道传染病。本病无明显季节性，以冬春季为多，好发于各个年龄段及人群，且以1～5岁小儿发病率为最高。患者以急起高热、全身酸痛、乏力、伴轻度呼吸道症状为临床特点。由于流感病毒致病力强，易发生变异，使得流感具有突然暴发、迅速蔓延、传播面广、发病率高、人群普遍易感的特点。中医学称流行性感冒为“时行感冒”或“重伤风”，中医药在治疗流感的过程中积累了丰富的经验。

薛伯寿医案

【辨证治则】温邪犯上，高热不止，咽喉肿痛充血，外有寒束之象。治宜宣肺营卫，清热解毒。

徐某，男，26岁。1998年1月9日初诊。患者于3日前发热，体温39.5℃，某医院给予抗生素静脉滴注治疗3天，高热未退，恶寒无汗，体温39.4℃，鼻塞，流清涕，咳嗽，咳少量白痰，咽喉肿痛充血，扁桃体Ⅰ度肿大，头痛，全身肌肉关节疼痛，纳谷不香，大便欠畅，小便稍黄，舌尖红，苔薄黄，脉浮数。中医诊断为重伤风。

【辨证】证属冬温之“寒包火”。

【治法】治宜辛凉复微辛温法。

【处方】三拗汤、升降散、四妙勇安汤加减：炙麻黄6g，杏仁10g，生甘草8g，全蝎4g，细辛3g，金银花15g，玄参12g，连翘10g，桔梗10g，蝉蜕4g，僵蚕8g，浙贝母10g，前胡10g。

水煎服。服药1剂，高热即退，进3剂后诸症消失而愈。

◆解析

流行性感冒虽较普通感冒严重，若无继发感染亦无宿疾者，一般属表证，病邪深入可见表里同病或里热实证。相当于《伤寒论》之太阳病或温病之卫分证。本次流行性感冒，时已冬至，气温当寒而反暖，是气候异常因素而导致的冬温。故综合症情分析为温邪上受，首先犯肺，而外有寒束之象。治法采用辛凉复微辛温，方以三拗汤、升降

◆读案心悟

散、四妙勇安汤加减。服药1剂高热即退，3剂而愈。薛老以此法制“速解流感饮”，普济于感染者，因价廉效佳而深受患者喜爱，购药者甚多。外感热病多从感冒起，若失治亦可导致各种严重的慢性虚弱疾病，即“伤风失治可转劳”。

【引自】桑希生. 内科临证医案. 北京：人民军医出版社，2010.

张镜人医案

【辨证治则】流行感冒，高热头痛，四肢酸楚，有化热转气之象。采用清热解毒，除湿养阴治之。

袁某，女，33岁。1979年12月3日初诊。主诉：发热6天，咽痛，头痛。病史：患者持续高热6天，咽喉疼痛，头痛，四肢酸楚，恶心，上腹部不适。舌脉：舌根白腻，前半苔黄少润，脉细数。检查：体温39℃，神志清晰，面赤，巩膜轻度黄染，咽部充血，扁桃体Ⅰ度肿大，口唇干燥。检验：血白细胞计数（0.35～0.8）$\times 10^9$/L，谷丙转氨酶95U/L，1分钟胆红素30.78 μmol/L，总胆红素34.88 μmol/L，新鲜尿液中找到巨细胞病毒包涵体。西医诊断为巨细胞病毒感染。中医诊断为风温变证。

名医小传

张镜人，上海市第一人民医院主任医师，中医内科专家。家学渊源，不仅擅治发热性疾病，而且对内科杂病及疑难病，均有丰富的辨证论治经验，特别是对临床常见的慢性萎缩性胃炎和呼吸系统疾病，进行了系统观察研究。2009年6月14日，国医大师表彰大会前夕，张老在上海华东医院病逝，享年86岁。

【辨证】风温时邪，夹湿交阻。

【治法】清浊泄热。

【处方】大豆黄卷12g，炒牛蒡子5g，桑叶9g，炒杭菊花9g，炒黄芩9g，连翘9g，金银花12g，金荞麦30g，瓜蒌皮9g，广郁金9g，炒枳壳9g，益元散

（包）9g，钩藤（后下）9g。3剂。

1979年12月6日二诊：热势壮盛，起伏不解，汗出不畅，头痛口干，巩膜色黄，胸闷不畅，右胁下按之疼痛，脉细滑数，舌苔黄腻满布，舌质边红。邪湿交遏，瘀热在里，少阳气郁，胆液外溢，拟予清温达邪，化湿泄热。

【处方】大豆黄卷12g，茵陈（另煎冲入）30g，矮地茶15g，大青叶12g，炒栀子9g，连翘9g，金银花30g，瓜蒌皮9g，白花蛇舌草30g，炒黄芩9g，甘露消毒丹（包）12g。3剂。

1979年12月9日三诊：热势朝衰暮甚，头痛，无汗，巩膜色黄，胸闷不畅，脉虚弦而带滑数，舌苔黄腻，质红，湿热薰蒸，气阴受烁，邪盛正虚，拟仿白虎加人参法。

【处方】人参（另煎冲入）9g，生石膏（先煎）30g，忍冬藤30g，杏仁9g，炒黄芩9g，炙远志3g，茵陈（另煎冲入）15g，猪殃殃30g，炒赤芍15g，秦艽9g，广郁金9g，白花蛇舌草30g，连翘9g，甘露消毒丹（包）12g。3剂。

1979年12月12日四诊：得汗热势大减，口干较缓，头痛胸闷亦瘥，唯巩膜仍黄染，脉转濡数，舌苔黄腻渐化，质红已淡。温邪虽获透达，温热逗留未彻，再守原方，宜慎饮食，以防反复。

1979年12月14日五诊：身热已退，巩膜黄染渐淡，脉濡数带滑，舌根黄腻未化净，质偏红，法当清理湿热余邪而和胃气，竹叶石膏汤加味调治。

【处方】人参（另煎冲入）9g，生石膏（先煎）9g，茵陈（另煎冲入）15g，广郁金9g，连翘9g，忍冬藤15g，秦艽9g，炙远志3g，猪殃殃30g，炒桑枝12g，小麦15g，白杏仁9g，淡竹叶15g，白花蛇舌草30g，益元散（包）9g，谷芽12g。

患者住院2周，身热逐减，乃至退尽。查体：巩膜无黄染，咽部（-），检验：白细胞计数上升至$4.4 \times 10^9 / L$，肝功能恢复正常，尿检未找到巨细胞病毒包涵体，痊愈出院。

◆解析

温病学家陈平伯称："风温为病，春月与冬季居多。"吴坤安亦谓："凡天

◆读案心悟

时晴暖，温风过暖，感其气者，即是风温之邪。”由于风温属阳邪燥热，燥热从金，热归阳明，常先犯肺胃，症见身热、咳嗽、烦渴。然本案初起并无咳嗽，临床表现高热口干、巩膜黄染、右胁下疼痛，显系少阳、阳明湿热交遏，客邪再至，内外相引，扇动木火燔灼，胆液泄溢，致热势鸱张，面赤目黄，乃风温之变证。复以湿邪夹热内郁，耗伤气阴，故身热逾旬不解，脉见虚弦，实验室检查示白细胞计数仅（0.35～0.8）$\times 10^9$/L，提示邪盛正虚，预后堪虑。证变则论治亦更，遂仿白虎加人参法，参人化湿泄热之品，3剂而热衰，6剂而热平黄退，效如桴鼓。夫医者必须知常达变，深思果断，毋失时机。若唯务按图索骥，因循贻误，又安能咎药石之无灵耶！

【引自】桑希生. 内科临证医案. 北京：人民军医出版社，2010.

王正公医案

【辨证治则】此例病起于外感风温，内伤食滞，温邪夹滞，阳明经府同病。应用清热生津，泻火润肠治之。

郑某，男，3岁。1979年11月24日初诊。主诉：高热5天，某医院儿科诊断为病毒性感冒。经青霉素、克感敏、吗啉胍治疗，表热虽减而里热甚炽。腹胀，大便3日未行。诊查：口腔及舌尖溃疡糜烂，牙龈肿痛，日夜啼哭，不能吞食。苔黄厚腻，口臭，唇燥焦板，脉数。中医诊断为重伤风。

【辨证】温邪夹滞，阳明积热上蒸。

【治法】拟清阳明之热，导大肠之滞。

【处方】生地黄10g，生石膏20g，知母10g，淡竹叶10g，生大黄（后入）5g，人中黄5g，鲜芦根1支，山羊角10g，连翘10g，金银花10g，牡丹皮6g。2剂。另冰硼散搽口腔溃疡处，蜜锭1只，通便。

1979年11月26日二诊：经用蜜锭之后，下燥屎多枚，奇臭；热势较减，口腔及舌尖溃疡减少。苔黄化薄，舌红唇燥有改善。仍守原治。

【处方】生地黄15g，生石膏20g，生大黄5g，桑叶6g，菊花6g，甘草3g，连翘10g，金银花10g，山羊角10g，鲜芦根1支。3剂。

1979年11月29日三诊：昨晨大便自行，色深褐，成形。此乃大肠之滞和小肠宿垢仍胶结未下之故。苔根黄，舌尖红，口疮糜烂较前改善。再拟清上导下。

【处方】生石膏20g，生地黄10g，人中黄5g，知母6g，连翘10g，金银花10g，黄芩9g，枳实炭9g，竹茹9g，鲜芦根1支，麦芽15g。3剂。

1979年12月2日四诊：3天来连续下深褐色酱粪3次，今日粪便色泽转黄。口舌糜烂完全消退。齿龈仍疼痛。苔化净，脉小软。余热未清，胃阴已伤。拟清热养阴，以为善后。

【处方】生地黄10g，南沙参10g，生石膏15g，知母6g，竹茹6g，鲜芦根1支，甘草3g，连翘10g，麦芽10g，山楂炭6g。3剂。药后病愈。

◆解析

虽经退热、抗菌、抗病毒治疗，但胃肠邪滞未得宣导，温热之邪由表入里，与有形之积滞固结肠胃，充斥上下，热与积并，故腹胀，3日不得大便；邪热循阳明脉络上炎，以致口腔溃疡，龈肿胀溢，口臭舌碎；热盛灼伤津液，故唇燥焦板，舌质红绛。王老辨证抓住温邪夹滞、阳明经府同病、积热上蒸这一要点，立法施治，始终以清上导下为主，取白虎、凉膈、玉女煎诸方化裁而获显效。王老对于外感热病，非常重视胃肠积滞这一因素。他常说：“温病热邪稽留不解，每由肠滞之未导而使邪

◆读案心悟

热有所凭借，尤以童孩为多见。特别在应用抗菌类药物后，热势虽减而里滞未达，邪无出路，导致身热不清，纳呆便艰，苔黄厚腻之证，延久脾胃受伤，每为疳积之渐。”

【引自】《王正公医案》。

韩玲华医案

【辨证治则】患者鼻塞流涕，头痛咽痛，风热上炎之表型流行性感冒。应用解表散热、宣肺止咳之法治之。

李某，21岁。1999年1月10日初诊。主诉：高热、头痛1天。自服感冒片未见好转而诊。症见发热无汗，体温39.5℃，畏寒，鼻塞流涕，头痛咽痛，伴声嘶，咳嗽痰少，舌边红，苔薄白。查体：咽部充血，双侧扁桃体充血，Ⅱ度肿大，脉浮数。中医诊断为重伤风。

【辨证】证属风热犯表。

【治法】治以疏风清热，宣肺止咳利咽。

【处方】蓝银汤加减：板蓝根30g，金银花、连翘、野菊花、火炭母、葛根各15g，牛蒡子、桔梗各10g，薄荷、防风、杏仁各10g，生石膏50g。

每日1剂，水煎服。药进1剂热退，2剂诸症基本消失，唯见咳嗽，痰少。守上方去薄荷、防风、葛根，加前胡、浙贝母各12g。又服3剂，咳止症消而愈。

◆解析

流行性感冒属中医学“四时感冒”范畴。自拟蓝银汤具有透表清热、宣肺利咽之功效，方中板蓝根、金银花、野菊花、连翘清热解毒，对流感病毒有较强的杀灭作用；牛蒡子、

◆读案心悟

桔梗泄肺利咽；薄荷、防风祛风散邪；火炭母清热利湿、凉血解毒；葛根清热生津，用治外感湿滞尤为切合。全方外解表邪，内泻里热，清上泄下，寒温并用，临证稍事加减，即可灵活运用于各种证型。

【引自】区翠萍，韩玲华．蓝银汤治疗流行性感冒162例．湖北中医杂志，2000，22（7）：29.

李营贵医案

【辨证治则】感冒表寒里热证，选用《寒温条辨》升降散为基础方加减治疗。

王某，女，43岁。2001年11月25日初诊。主诉：发热恶寒，头痛、腰痛，咳痰、咳嗽，咽喉干痛1个月。患者于1个月前自觉发热恶寒，咽部干燥肿痛，全身酸痛，曾用0.9%氯化钠注射液加青霉素钠800万U静脉滴注，每日1次，用药10日，并服中药数剂，罔效，遂来院就诊。刻诊：恶寒，头痛，腰痛，全身筋骨关节酸痛，夜不能寐，因恶寒而衣帽倍加，咳嗽、咳痰，咽红干燥疼痛，舌红苔薄白，脉浮数。中医诊断为四时感冒。

【辨证】证属外寒里热。

【治法】治宜散寒解表，清热泻肺。

【处方】蝉蜕10g，白僵蚕3g，荆芥10g，炒牛蒡子10g，黄芩10g，连翘6g，金银花15g，桔梗10g，淡竹叶6g，川芎10g，羌活10g，玄参10g，生甘草10g。

每日1剂，加水文火煎，早、晚各服1次。

2001年11月28日二诊：已不恶寒，衣服减少，筋骨已不酸痛，头痛腰痛明显减轻，咽不干，红赤略减，舌象同前，脉不数。余邪未尽，上方川芎、羌活各减量继服3剂。

2001年12月2日三诊：表邪已解，内火已清，体无不适，咽喉不红赤，咳止痰净，舌脉正常。

◆解析

方中以蝉蜕、荆芥疏风达邪；桔梗、牛蒡子、白僵蚕、生甘草散结利咽；黄芩、淡竹叶、连翘、金银花清泻上炎之火。诸药合而有疏风清热宣肺之功效。咳嗽咳痰甚者加白前、紫菀、百部止咳化痰；头痛、腰痛、肌肉关节痛者加羌活、川芎祛风散寒止痛；热甚咽干痛者加麦冬、板蓝根、玄参以清润解毒；大便秘结，身热不退，苔腻，脉滑实而数，可改服防风通圣散表里双解。笔者临床用药体会，解表清热药有退热、抗病毒、抗病原微生物、调整机体免疫功能和抗感染、改善微循环和凝血机制的作用，故表寒里热证应用解表清热法治疗有很好的临床效果。

◆读案心悟

【引自】李营贵．浅谈中医治疗感冒表寒里热证．河北中医，2003，25（9）：674－675.

谢秋芳医案

【辨证治则】湿热病邪所引起的流行性感冒。采用清热利湿、化痰止咳的方法论治。

江某，男，37岁。1995年5月12日初诊。患者素食油腻厚味，湿热滋生于内，由于乘舟车不慎感冒，曾服氯苯那敏并注射复方氨基比林针等，症状不减。今发热（39.2℃），汗出，微有恶寒，头重身楚，咳嗽，痰略黄，纳呆，小便短黄，大便溏薄，每日2次，舌偏红，苔腻微黄，脉濡数。脉症合参，中医诊断为四时感冒。

【辨证】证属外感湿热邪气。

【治法】治宜清利湿热。

【处方】青蒿10g，连翘10g，西瓜翠衣30g（或荷叶8g替代），茯苓15g，白扁豆15g，通草6g，滑石18g，甘草3g。4剂，每日2剂。

1995年5月14日二诊：体温降至正常，头重咳嗽等诸症若失，唯感纳食不馨，肢体倦息，脉濡缓。予清芳之品以消除余邪，调理脾胃，用薛氏五叶芦根饮加麦芽。

◆解析

清凉涤暑法源于雷少逸的《时病论》，其为“治暑温暑热，暑泻秋暑”而设。方中用青蒿、连翘、西瓜翠衣（或用荷叶替代）轻清宣透热邪；茯苓、白扁豆健脾化湿利湿；滑石、甘草清热利湿；通草以加强渗湿之功效。本法组方立意之奥妙在于清香宣透使热邪从卫表而解，健脾化湿让湿邪无内生蕴藏之所，清热利湿使湿热于小便而去。这样，湿热邪气即可表里分消。《景岳全书·传忠录》中说：“湿热者，宜清宜利。”从临床实践中确实证明了这一论点。

◆读案心悟

【引自】黄斌，谢秋芳．清凉涤暑法治湿热感冒97例．江西中医药，1998，29（5）：18.

陈海凤医案

【辨证治则】流行性感冒。此时邪入少阳，少阳胆木过旺则反过来克伐肺金，须用和解驱邪之药。

李某，男，36岁。2005年6月28日初诊。述1个月前不慎感冒，畏寒，发热，流涕咳嗽，经治诸症已愈，唯咳嗽不止，服中西药治疗，疗效均不显。

现咳嗽，无痰，遇寒冷空气或刺激气体咳嗽加重，夜间咳重，口干，舌质红，苔薄白，脉弦。血常规、尿常规检查正常。X线胸透示两肺纹理增多。西医诊断为上呼吸道感染；中医诊断为四时感冒。

【辨证】辨为外邪郁肺，肺气失宣，化燥伤阴。

【治法】治当疏达气机，宣肺祛邪，清热润燥。

【处方】小柴胡汤加减：柴胡12g，黄芩、法半夏、白前、前胡、百部、地骨皮各10g，沙参、麦冬各15g，桔梗、甘草各6g。服药3剂后，咳嗽顿消。

◆解析

《黄帝内经》曰："五脏六腑皆令人咳，非独肺也。"外邪犯肺，肺气不宣，表邪内郁，久则易由肺而入少阳，致少阳之气失于条达，枢机失调，气机郁遏，肺失宣肃，气血、津液流通输布受阻，痰饮停聚，故而久咳不愈。现外邪已除，病位已离表，也未至阳明之里，久咳不愈表示正邪相持不下。治疗当以宣畅气机为主，调整机体功能，透邪外出。小柴胡汤出自《伤寒论》，为和解少阳之主方，方中柴胡疏泄肝胆，散邪透表，使少阳半表之邪得以外解；配前胡宣达肺气，润肺化痰，并可防柴胡燥烈伤津；黄芩清泄少阳之热，使半里之邪得以内彻；桔梗开宣肺气；半夏、白前降气化痰；百部入肺经，止咳化痰；甘草调和诸药。临床随症加减，药证合拍，故疗效较好。

◆读案心悟

【引自】陈海凤．小柴胡汤加减治疗感冒后久咳66例．陕西中医，2008，29（3）：311－312.

王芳医案

【辨证治则】 流行性感冒，即中医的风热感冒或温病的初期阶段，邪在卫分或血分之症。宜用清热解毒、止渴利咽之中药治之。

桂某，女，16岁。1999年1月9日下午以头痛、发热、咽喉肿痛、全身酸楚为主症就诊。测体温39.4℃，血18项检验均在正常范围；患者发病8小时，在家服感冒药无效而来我院就诊。查体：神志清楚，精神萎靡不振，面色发红，舌质红，苔薄黄，脉浮数，心肺听诊未闻及干、湿啰音和心脏杂音，心律齐，心率110次/分，腹平坦，无压痛，其他部位无阳性体征。西医诊断为流行性感冒（病毒感染型）；中医诊断为四时感冒。

【处方】 清热解毒饮：金银花18g，连翘15g，蒲公英30g，大青叶30g，板蓝根30g，玄参15g，生石膏30g，黄芩12g，桔梗12g，葛根12g，鱼腥草15g，白芷12g，牛蒡子15g，蝉蜕12g，白僵蚕12g，甘草6g。

取清水1000mL，将药物放入药锅内浸泡15分钟后，武火煮沸，文火煎15分钟，滤渣取汁500mL，每剂药煎2次，共取药液1000mL，分早、中、晚3次温服。服药期间，禁食辛辣刺激之品，以清淡饮食为主，并多饮开水。

患者连服2剂，服药4次，临床症状消失，体温正常，病告痊愈。

◆解析

流行性感冒多在在冬春季发病，以发热、头痛、咽痛、周身酸痛为主症，有时寒战，咳嗽，痰多色黄，舌质红，舌苔薄黄，脉浮数或浮紧有力，体温在38℃以上，临床检验：白细胞在正常范围。

方中金银花、连翘、蒲公英、大青叶、板蓝根等具有清热解毒之功效，据现代药理的

◆读案心悟

研究均有抗病毒作用；生石膏、玄参、桔梗、白芷、葛根、黄芩、鱼腥草、牛蒡子等均有清热利咽、生津止渴、解毒发汗之功效；配以蝉蜕、白僵蚕可有息风止痉之功效，对热极生风的发生有预防作用。

患者如伴有咳嗽、吐痰色黄者加炙百部12g，桑白皮15g；咽喉肿痛者加山豆根10g，射干10g；肢体酸痛者加羌活10g，独活10g。

【引自】高文亮，王芳．自拟清热解毒饮治疗流感高热96例．河南医药信息，2002，8（12）：55.

王雪梅医案

【辨证治则】外感冬温表实证流行感冒。症见发热、无汗、咽干口渴、咳嗽无痰。宜用宣肺平喘、清热止渴之中药治之。

王某，女，23岁。2001年1月8日初诊。自述发热、咳嗽少痰、咽干口渴、头痛、全身疼痛2天。查体：体温38.2℃，眼结膜充血，咽部充血，扁桃体Ⅱ度肿大，舌质红，苔薄黄，脉浮数。中医诊断为重伤风。

【治法】治以解表清热，宣肺利咽。

【处方】解表清肺饮：炙麻黄、桂枝各6g，杏仁、金银花、连翘、葛根、芦根各10g，黄芩12g，桔梗、淡竹叶各6g，射干10g，天花粉、麦冬各15g。

以上药物水煎煮沸后，转文火煎10分钟即可，每日1剂，早、晚温服。服药后避免风寒，禁食黏腻生冷之品。2天后症状明显减轻，继服3天后症状、体征消失。

◆解析

本病病机为风温之邪侵及肺卫，热

◆读案心悟

蕴于肺，而见咳嗽；风热上受，则咽干口燥；风热在表，故苔薄黄，脉浮数。本方以炙麻黄、杏仁宣肺平喘、降气止咳，以桂枝、葛根解肌祛风，金银花、连翘清热解毒，黄芩清泄肺热，淡竹叶、芦根除烦生津，桔梗利咽散结。诸药联合，以奏解表清热、利肺止咳之功效。临床实践证明，采用本方治疗流行性感冒效果明显。

患者渴甚者，加石膏、天花粉清热生津；咽喉肿痛者加马勃、射干；干咳甚者加沙参、天冬、麦冬；咳嗽有痰不易咳出者加浙贝母、瓜蒌清肺化痰止咳；纳差者加焦麦芽、焦山楂、焦神曲。

【引自】王雪梅．中药治疗流行性感冒50例．陕西中医，2002，23（12）：1064．

陈竞平医案

【辨证治则】流行性感冒。起病急，病情重，初起俱见恶寒、高热、颜面潮红、目赤头痛、咽喉疼痛、胸闷胸痛、全身乏力。宜用清热解毒、化湿除邪之中药治之。

陈某，男，11岁。1996年3月18日初诊。主诉恶寒、发热、头痛、周身酸痛、神疲乏力2天。患者3月17日下午突感恶寒、发热，体温39.1℃，伴剧烈头痛、咽痛、四肢骨节酸痛，曾自服感冒灵、速效伤风胶囊无效。遂于18日上午就诊。症见恶寒，发热（体温39℃），伴头痛，咽痛，微咳，四肢酸痛，头身困倦，口干不欲饮，尿黄，大便调，舌质红，苔黄微浊，脉浮滑数。查体：心肺正常，咽充血（＋＋）。血常规：白细胞计数3.6×10^9／L，淋巴细胞 0 .54，中性粒细胞0.46。自诉就读学校有多例类似患者。中医诊断为风温；西医诊断为流行性感冒。

【辨证】证属风热夹湿，邪袭肺卫。

【治法】治以疏风清热解毒，宣表化湿泄卫。

【处方】大青叶、茵陈、野菊花各15g，贯众、连翘各12g，板蓝根30g，藿香、佩兰（后下）、苦杏仁、通草各10g。

水煎，分2次温服。服药2天后高热退，但仍时有低热，头痛、四肢酸痛消失，咽微痛，四肢乏力，口干，尿黄，舌边红，苔微黄。药已中病，上方去茵陈、佩兰，加芦根20g，天花粉15g。再服用2剂，热退身凉，无反复，诸症消失而痊愈。

◆解析

本方为陈竞平教授经验方。陈教授认为岭南温病往往湿气较重，针对岭南温病湿气较重的特点，在治疗上应用清热解毒的同时，还应时时顾及化湿宣浊才能奏效。本方清热与化湿、解毒与宣浊相兼并用，临床屡试皆效。

风热侵袭型：邪毒袭卫者，加连翘12g，薄荷（后下）6g，牛蒡子10g，芦根15g；卫气同病者，加黄芩15g，薄荷（后下）6g，生石膏30g，知母10g；邪毒壅肺者，加黄芩15g，浙贝母10g，炙麻黄6g，生石膏30g。风热夹湿型：邪毒袭卫者，加佩兰、桔梗、通草各10g；卫气同病者，加滑石15g，生薏苡仁30g，豆蔻10g；邪毒壅肺者，加苦杏仁、法半夏各10g，冬瓜仁15g，芦根30g。

◆读案心悟

【引自】张赐安，陈竞平．365例流行性感冒疗效观察．新中医，1997，29（8）：13.

第三章 咳嗽

咳嗽作为一种重要的呼吸系统防御机制，能清除咽部和整个呼吸道的黏性分泌物、吸入的有害物和异物，因此，从生理角度讲咳嗽是一种保护性反应。但当咳嗽变得频繁和剧烈，尤其是慢性和反复的咳嗽，则严重影响人们的生活，这时咳嗽就成为一种症状。

引起咳嗽的原因有很多，时冷时热，气温不稳，稍不留意，很容易感冒，而咳嗽往往伴随感冒而来，当然这只是原因之一。有的人咳嗽，是因为心脏扩大，或由寄生虫的病变引起，有的是由肺炎或肺结核病而来。

该病属中医学咳嗽、风温等病症范畴。古人以有声无痰为咳，有痰无声为嗽，二者合称咳嗽。它有急慢性之分，一年四季均可发生，尤其以冬春多见。临床表现为，初期阵发性干咳，胸骨后有紧闷感，1～2日后有少量白黏痰，后转为白黏痰或黄黏痰，无发热症状，但有的伴有头痛或全身痛等不适症状。

周庚生医案

【辨证治则】腑气不通，肺气闭郁而上逆导致外感咳嗽。治宜宣透祛邪，清肃肺气，消痰止咳。

患者，男，42岁。3周前开始恶寒、发热、头痛，第3日开始咳嗽，服用板蓝根颗粒等药后，发热已退，咳嗽未除，服抗感染药物及止咳糖浆乏效。喉痒咳嗽阵作，晨起尤甚，咳声重浊，咳痰几无，连续咳嗽后，出现气喘欲呕，胸部隐痛，大便干坚难解，纳食乏味，舌红苔黄腻，脉弦滑。胸部X线片示两肺纹理增粗。中医诊断为重伤风、咳嗽。

【辨证】证属外感咳嗽。

【治法】治拟清宣肺气，润腑豁痰。

【处方】桔梗12g，前胡10g，浙贝母15g，制半夏10g，炒葶苈子12g，茯苓15g，炒白术10g，炒黄芩10g，蝉蜕5g，鱼腥草30g，板蓝根15g。

7剂，每剂分2次煎服。嘱患者忌鱼腥，注意保暖。服药2剂，大便畅行；3剂后咳痰易出，咳嗽渐减；7剂服完，咳嗽治愈，饮食有味，脉舌正常。

名医小传

周庚生，主任医师，毕业于浙江医学院，师从国医大师俞尚德，深得其学术精髓、临证经验。从事临床工作三十八年，先后到上海医科大学，沈阳中医药大学进修学习，有较强的理论基础和实践能力，积累了丰富的临床经验。曾多次参加过国内外学术活动，其严谨的医学态度和精湛的医术，深得广大患者的高度认可和好评。

◆解析

本方以桔梗、蝉蜕宣透肺气，外散表邪；前胡、浙贝母清肺宣肺，止咳化痰；制半夏、葶苈子豁痰泻肺，以治内源；黄芩、鱼腥草、

◆读案心悟

板蓝根专清肺热，并治外感，药理研究证明，其具有杀灭或抑制葡萄球菌、溶血性链球菌、肺炎双球菌的作用，且同时有抗病毒作用；茯苓、白术健脾助运，既增加食欲，又使痰湿难聚。诸药合用，共建宣透祛邪，清肃肺气，消痰止咳之功。

【引自】周庚生．宣肺疗咳汤治疗外感咳嗽270例．浙江中医学院学报，2001，25（3）：35.

徐仕宏医案

【辨证治则】痰多痰黄，手足发热，证属痰热型咳嗽。治疗以清泻肺热、宣肺降气止咳为主。

李某，女，46岁。2007年11月8日就诊，5天前因受凉后咳嗽，咳吐黄稠痰、量多，咳时手足阵阵发热，胸闷气急，夜间不能入睡，恶风发热，鼻流浊涕，头身疼痛，口干苦，咽痛，胁肋胀满，饮食及二便无异常，舌质红苔黄，脉弦滑。胸部X线片示急性支气管炎。检验查白细胞计数11.9×10^9／L，中性粒细胞0.85，淋巴细胞0.15。中医诊断为咳嗽。

【辨证】证为痰热蕴肺。

【治法】治以清泄肺热，化痰止咳，兼以疏风。

【处方】银麻止嗽汤加味：金银花15g，麻黄6g，桔梗12g，杏仁12g，生石膏20g，远志12g，黄芩15g，穿心莲15g，黄连10g，紫菀20g，款冬花15g，鸡矢藤20g，桑叶15g，菊花10g，生甘草9g。

2剂，2日1剂，水煎，每次200mL，每日3次饭前服。4日后复诊，外感症状除，咳嗽及其他临床症状均明显减轻，痰量减少，舌脉改善。上方再服1剂后咳嗽及其他临床症状消失。复查胸部X线片及血常规均正常，随访2个月无复发。

◆解析

银麻止嗽汤方以张仲景《伤寒论》麻黄

◆读案心悟

杏仁甘草石膏汤为基础加味而成。正如《伤寒论》第63条指出："发汗后，不可更行桂枝汤，汗出而喘，无大热者，可与麻黄杏仁甘草石膏汤。"麻杏甘石汤虽本为汗出而喘者设，根据实践体会，若将麻黄剂量调至6～9g，则麻黄重在开宣肺气以止咳；若将剂量增加至10～20g，则麻黄重在宣肺降气以平喘。银麻止嗽汤方中麻黄小量（6g）清热宣肺、降气止咳；金银花清热解毒；黄芩、黄连、穿心莲清热解毒燥湿；鸡矢藤化痰止咳、消食健胃、止痛；桔梗开宣肺气、祛痰止咳；紫菀、款冬花止咳平喘；远志养心安神、祛痰开窍。全方有清泻肺热、宣肺降气止咳作用，故对于痰热型咳嗽最为适宜。

【引自】涂仕宏．银麻止嗽汤治疗痰热咳嗽126例．实用中医药杂志，2008，24（6）：367.

赵永祥医案

【辨证治则】肺气闭郁，郁而不宣，则发咳嗽，肺津不布，液聚为痰，故咳痰不爽。治疗以疏风宣肺、止咳化痰为主。

王某，女，26岁。以"咳嗽咽痒8天"为主诉，于2006年12月18日复诊。患者于此次就诊前15天不慎受凉后出现发热恶寒、头痛、肢体酸楚、咽干、咽痛等症。遂来门诊就治。症见发热恶寒，头痛，肢体酸楚，咽干咽痛，便干，鼻塞流涕，舌质红，苔薄黄，脉浮数。查体：体温39.5℃，咽红充血，双侧扁桃体肿大，双肺呼吸音清，未闻及干、湿啰音。辅助检查：血常规示白细胞计数$6.7\times10^9/L$，中性粒细胞0.68，淋巴细胞0.32；胸部X线片示正常。西医诊断为急性上呼吸道感染；中医诊断为感冒（外感风热型）。治拟疏风解表、清热通便之中药汤剂。

【处方】止嗽散加味：炙百部20g，紫菀15g，前胡、荆芥、陈皮、桔梗、甘草、桑叶、菊花、杏仁各10g。

水煎，早、晚分服，每日1剂，服用7天而痊愈。

治疗3天，发热恶寒、头痛、肢体酸楚、鼻塞流涕消失，咽干咽痛减轻，但后出现咳嗽，呈刺激性阵咳，遇异味或冷空气后常诱发，少痰，咽痒，微咽干咽痛。进一步就治复诊。刻下：咳嗽，少痰，咽痒，微咽干咽痛，舌质红，苔薄黄，脉浮细。查体：体温36.5℃，咽红充血，双侧扁桃体肿大，双肺呼吸音粗，未闻及干、湿啰音。辅助检查：血常规正常。西医诊断为上呼吸道感染后气管刺激性咳嗽；中医诊断为咳嗽（外感风热型）。

◆解析

外感咳嗽，多因风邪犯肺所致。风邪犯肺，肺气不宣，虽经发汗，其邪未尽，此时外邪十去八九，而肺气仍然宣降无权。治之大法，重在理肺止咳，微加疏散之品。程钟龄《医学心悟》之止嗽散，方中紫菀为止咳要药，百部温润止咳，二药味苦，其性温而不热，润而不寒，均入肺经，皆可止咳化痰。白前降肺气以祛痰止咳；陈皮、桔梗宣肺理气以止咳消痰，加荆芥以疏风解表；甘草调和诸药。诸药合用，全方共奏疏风宣肺、止咳化痰之功效。具有温而不燥、润而不腻、散寒而不助热、解表而不伤正之特点。

◆读案心悟

【引自】赵永祥. 止嗽散加味治疗外感后咳嗽110例. 陕西中医，2008，29（4）：399.

桂建华医案

【辨证治则】 肺肾气阴不足，失其清肃，清窍失荣之咳嗽。采用滋阴润肺、宣肺止咳方法的论治。

李某，男，57岁。8个月前因感冒而引发咳嗽，感冒治愈后咳嗽未止，一直延续至今。咳嗽时轻时重，重时夜不能寐，时欲呕，迭经中西医治疗，使用多种抗生素、止咳药及中药汤剂未见明显效果。诊见时觉咽痒、喉紧而咳嗽，以傍晚为甚，咳少量白黏痰，夜寐欠安，纳可，二便调，舌质暗、有齿痕，苔白，脉弦滑缓。胸部X线片示心、肺无异常。喉科诊断为慢性咽炎。

【处方】 南沙参、北沙参各15g，麦冬12g，五味子6g，百合12g，生地黄、熟地黄各15g，紫菀10g，百部10g，款冬花10g，桔梗10g，甘草6g。

上药煎煮2次后取汁300mL，分早、晚2次饭前温服，每日1剂，7剂为1个疗程，连服7～21剂。

药用上方加陈皮10g，杏仁10g，胆南星10g。每日1剂，连服7剂。二诊时咳嗽明显减轻，咽痒喉紧明显缓解。原方再服7剂，咳嗽停止，属再服麦味地黄丸1个月以巩固疗效，至今未复发。

◆解析

方中南沙参、北沙参、麦冬、百合有滋阴润肺之功；五味子有敛肺补肾之效。四药相合对于久咳不愈，肺阴虚而肺气浮散之证有奇效。生地黄、熟地黄滋阴补肾，配麦冬润肺清火，对肺肾两虚咳嗽效佳；紫菀偏于宣肺化痰而治咳，款冬花偏于温肺化痰而治咳，二药合用能增加治咳的作用。据近代研究报道，紫菀无显著的镇咳作用，但有明显的祛痰

◆读案心悟

作用；款冬花祛痰作用并不显著，但有显著的镇咳作用；百合有润肺止咳之功，对新久咳嗽效均佳，与前两药组成紫菀散，适用于久咳不愈。桔梗宣肺利咽，为手太阴经的引经药，咽喉部系肺的门户，借其升扬之力，可引药力至病所而奏效，其与甘草相合即仲景之桔梗汤，取其利咽之功，甘草并调和诸药。其后用麦味地黄丸补益肺肾，稳固根基，巩固疗效，防止再发。

【引自】 桂建华. 补肺益肾法治疗喉源性咳嗽42例. 实用中医内科杂志，2002，16（2）：77.

邱平医案

【辨证治则】 胃食管反流所致咳嗽，属中医学“呕逆”“咳嗽”等范畴，治以降逆和胃、行气导滞为主。

徐某，女，38岁。咳嗽反复发作6个月，加重10日。6个月前因夜卧受凉始发咳嗽、呕逆，并伴有上腹部不适。某医院诊为“急性支气管炎”，经治症状缓解。此后再发，复治乏效。10日前受凉，上症再作，咳嗽为阵发性，以夜间为甚，胃脘部不适，反酸嗳气，大便不爽。1个月前，胃镜检查诊为慢性胃炎、食管炎。查体：咽充血，咽后壁可见淋巴滤泡增生，双肺呼吸音稍粗，上腹部压痛（+），墨菲征（-）。脉弦滑，舌暗苔灰稍腻。西医诊断为胃食管反流性咳嗽；中医诊断为咳嗽、吐酸。

【辨证】 证属痰湿蕴结，胃失和降，上逆犯肺。

【治法】 治宜化痰消食，和胃降逆，下气止咳。

【处方】 半夏、枳壳、厚朴、槟榔各12g，陈皮9g，吴茱萸3g，黄连6g，莱菔子18g，煅瓦楞子45g，白及60g，百部18g，矮地茶24g。

上药先用冷水浸泡2小时，再煎煮。煎开后用小火煮20分钟。煎煮3次，取汁750mL，分3次于进食前30分钟服用。嘱进易消化食物，每餐不宜过饱。

上方连服15剂，咳嗽告愈，腹胀、反酸等症状悉除。胃镜检查：胃及食管黏膜正常。

◆解析

自拟降逆和胃止咳汤以半夏为君，燥湿化痰；陈皮理气宽中；厚朴行气除满，消积平喘；枳壳破气除痞，消积化瘀；莱菔子消食下气化痰；槟榔行气导滞通便。《素问·至真要大论》中说："诸逆冲上，皆属于火。"黄连与吴茱萸合用泻火而不为凉遏，温燥而不碍火郁，相反相成共收降逆止呕之效。药理研究证实，厚朴、半夏有促进胃排空的作用，莱菔子对肠蠕动有促进作用，枳实、槟榔对胃排空及肠蠕动均有促进作用；半夏有中枢性镇吐，抑制胃肠道逆蠕动的作用；黄连、吴茱萸有镇痛、抗炎和抑菌作用；白及消肿生肌，收敛止血，有抑制胃酸分泌、改善血液循环、增强黏膜屏障的作用；煅瓦楞子可治胃痛、吐酸；百部微温，《本草正义》谓其凡嗽无不宜之；矮地茶苦平，止咳平喘，所含矮茶素有镇咳作用，虽比麻醉镇咳药作用稍弱，但无成瘾性。

◆读案心悟

【引自】邱平．降逆和胃止咳汤治疗胃食管反流性咳嗽．湖北中医杂志，2001，23（9）：27.

陆梅华医案

【辨证治则】感冒后咳嗽。痰热内伏，肺气不宣，咳嗽痰多，宜以化痰散结、清热解毒、宣郁通络治之。

金某，女，36岁。1个月前因感冒发热，咳嗽痰多，用抗生素静脉滴注治疗3日，身热已退，之后仍咳嗽不止，口服多种药物未效。诊见：咳嗽，以早晚为甚，痰多、质稠黏，色黄白相兼，胸闷气塞，咳甚两胁抽掣作痛，大便偏干，舌质红，苔薄腻微黄，脉弦滑。胸部听诊：两肺呼吸音粗，右肺可闻及少量干啰音。胸部X线片：两肺纹理增多，右肺下叶略模糊。血常规：白细胞计数及中性比例在正常范围内。西医诊断为支气管炎伴肺部感染；中医诊断为咳嗽。

【辨证】证属痰毒郁结，肺失清肃。

【治法】治拟化痰解毒，宣郁肃肺。

【处方】黛蛤散合小陷胸汤加味：黛蛤散（包）10g，制半夏10g，瓜蒌30g，黄连3g，桑白皮10g，杏仁10g，葶苈子10g，车前子10g，炙款冬花10g，地龙10g，鱼腥草30g，黄芩10g，冬瓜子15g。

水煎温服，5剂。药后咳嗽减轻，痰稀色黄，大便转软，仍胸闷，两胁不适，上方去黄芩、冬瓜子、鱼腥草，加川楝子10g，橘络5g，丹参30g，再进5剂。药后咳嗽、胸闷等症状消失，两肺听诊正常。随访3个月，未见复发。

◆解析

顽固性咳嗽的治疗较为棘手，其发病或为外感之后，虽经治疗，但余邪未清，痰毒留滞，仍咳嗽频作；或为急慢性支气管炎患者，缠绵不愈；或是一些过敏性咳嗽，突然发病，时咳时止。根据患者的临床症状，辨证

◆读案心悟

其病机主要为痰毒内伏，郁滞上焦，气机不利，肺失清肃，故以黛蛤散合小陷胸汤为主，以化痰散结、清热解毒、宣郁通络。基本方中黛蛤散（青黛、蛤壳）疏肝宣肺清火、宣郁解毒化痰；小陷胸汤（制半夏、瓜蒌、黄连）辛开苦降、化痰散结、清热解毒、宽胸理气；桑白皮、车前子清热化痰；鱼腥草解毒止咳镇痛；杏仁、葶苈子、炙款冬花宣肺降气、止咳化痰；地龙清热平喘通络。热毒既清，伏痰得化，则肺气宣畅，咳嗽自平。临床治疗效果表明，对于证属痰毒郁结、肺失清肃的顽固性咳嗽，采用黛蛤散合小陷胸汤为主治疗，可获得较好的临床疗效。

【引自】陆梅华．黛蛤散合小陷胸汤加味治疗顽固性咳嗽106例．中国中医药信息杂志，2001，8（3）：49.

颜德馨医案

【辨证治则】属于中医之寒痰阻肺证。痰饮伏于肺肾，病痰饮者，当以温药和之。

鞠某，女，55岁。因反复咳嗽不已8年，于2005年11月16日就诊。患者1998年因外感风寒而致咳嗽，经抗生素治疗后未痊愈，此后咳嗽反复发作，多因受凉而引起，冬天多发，天气转暖则好转。其咳嗽有痰，色白而浓稠，无胸痛，仅喉咙不适，胸部X线片示肺纹理增粗，提示为慢性支气管炎，近日咳嗽、咳痰加剧，故来诊治。现咳嗽，痰多白沫；畏寒，以背部尤甚；大便日行3～4次，甚则气促，查其舌苔薄腻，脉沉细，诊断为咳嗽。

【辨证】证属阳失斡旋。

【治法】拟温煦治疗，取“离照当空，阴霾自化”之意。

【处方】小青龙汤加减：淡附子6g，炙麻黄9g，半夏15g，细辛4.5g，甘草4.5g，五味子9g，桂枝4.5g，葶苈子9g，车前子9g，茯苓15g，桔梗6g，干姜2.4g，化橘红6g，白芍9g。

取14剂，每日1剂，水煎服。复诊时患者自述药后诸症状改善，仍有少许咳嗽，气促，伏邪从痰饮立法，得温缓解，宿患转平，故再宗前法，以肃余氛。

【处方】炙麻黄9g，淡附子6g，半夏15g，细辛4.5g，五味子9g，桂枝4.5g，白术15g，甘草4g，紫苏子9g，葶苈子9g，干姜2.4g，茯苓9g，菟丝子9g，地龙6g，巴戟天9g。

再取14剂，每日1剂，水煎服。药后咳嗽即止，其他症状也完全消失。

名医小传

颜德馨，男，汉族，生于江苏，祖籍山东，上海市第十人民医院（原上海铁道中心医院）教授、主任医师，全国著名中医理论家、中医临床学家。颜老系先贤颜渊之后裔。自幼随父颜亦鲁学医，后入上海医学院深造，毕业后悬壶于沪上，屡起沉疴，不坠家声。2009年，被卫生部等授予“国医大师”称号。

◆解析

治炎症不可独用寒凉药。“病痰饮者，当以温药和之”，此例患者咳嗽8年，缠绵不愈，咳痰白沫，遇寒易发，且平素畏寒，背部冷感明显，苔白腻，脉沉细，寒象明显。饮邪入络，下渗为泻利，渍入太阳为背寒，故可取小青龙汤。但患者饮邪久伏，稍感外寒，即可引动伏饮，夹感而发，证属本虚标实，此非一般宣肺化痰药所能胜任，小青龙汤温阳之力尚嫌不足，加入附子一味，辛温大热，其性善走，加通行十二经纯阳之要药，外达皮毛而除表寒，里达下元而温痼冷，与麻黄配伍，能温肺散寒，助阳固表，宣补并用，攻补兼施，温扶阳气，应可克敌。临床凡见咳喘频发，咳痰

◆读案心悟

清稀，背腧寒冷，舌苔白腻等阳虚阴凝证者，重视阳气在发病中的主导地位，取小青龙汤加附子投之，每能奏效，且不可拘泥于西医之炎症而独用寒凉之药。

【引自】贺兴东，等．当代名老中医典型医案集·内科分册．北京：人民卫生出版社，2009.

颜正华医案

【辨证治则】属肝火犯肺型咳嗽，宜用清热泻火、化痰止咳之中药治之。

单某，男，63岁。1992年1月8日初诊。患者因着急和感冒而致咳痰带血2个月余，医院诊断为上呼吸道感染，胸部X线片示两肺下部纹理稍粗，余未见异常。刻诊：患者阵发性咳嗽，气急，痰少而黏稠，痰中夹带血丝，咳时牵扯胸胁痛，伴胁胀不舒，性情急躁，口干口苦，纳食可，大便秘结，数日一行，舌质红，苔黄，脉弦数，既往体健，无药物过敏史。中医诊断为咳嗽。

【辨证】证属肝火犯肺，炼液灼络。

【治法】治以泻肝清肺止咳。

【处方】桑白皮12g，地骨皮10g，黄芩10g，紫苏子（打碎）6g，杏仁（打碎）10g，化橘红10g，大贝母10g，紫菀12g，竹茹10g，黛蛤散（包）15g，郁金10g，丝瓜络10g。

每日1剂，水煎2次，合兑分服，同时忌食辛辣油腻及鱼腥，戒除饮酒。药尽7剂，痰中血丝已净，咳嗽大减，胸胁已感畅快。

◆解析

肝火犯肺者宜肝肺同治。本例患者在治疗中，组方一是用桑白皮、黄芩、竹茹等泻肝清

◆读案心悟

肺之品；二是兼以化痰降气，肝火犯肺炼液，痰热遂生，而痰热阻肺反碍肺失清肃，若唯予清热泻火，不予化痰降气，咳嗽难已，故方用杏仁、紫苏子、紫菀、化橘红等降气化痰止咳之品；三是佐以疏肝理气活络，肝火乃肝郁所生，胸胁痛是气机不畅之兆，气机不畅又不利于痰的清除，故方中又用郁金、丝瓜络等疏肝理气通络之品；四是勿忘通肠腑，肺与大肠相表里，两者在生理上相互影响，今热结肠燥便秘，势必妨碍肺气的清肃，故又投大量瓜蒌，并合杏仁、紫苏子等，以清热润肠通便。如此，肝肺同治，痰火两清，气机畅顺，诸症状当自除。

【引自】王发渭，等．颜正华临证验案精选．北京：学苑出版社，1996.

张镜人医案

【辨证治则】此患者痰饮素盛，秋冬气候转寒，易感外邪，咳嗽频作，乃脾肺俱病之征。应用健脾润肺，化痰除湿治之。

许某，女，49岁。1982年3月18日初诊。患者主诉咳嗽数载，咳嗽痰多，每值秋冬频发，易感冒。近来咳嗽加剧，痰多浓稠，咽干，胸闷，大便溏，查舌苔薄黄，脉细滑，胸部X线片示慢性支气管炎。临床诊断为咳嗽。

【辨证】乃脾虚痰湿滋生，肺气失于宣肃所致。

【治法】治当肺脾同治，肃肺止咳以治标，健脾运中以绝痰。

【处方】桑白皮（水炙）12g，冬瓜子9g，甜杏仁9g，野荞麦根30g，款冬花（水炙）9g，炙百部9g，南天竹5g，佛耳草15g，生白术9g，白扁豆9g，茯苓9g，炒山楂9g，建曲9g，谷芽12g，生甘草3g。

取7剂，每日1剂，水煎服。服药7剂，咳嗽明显减轻，以上方加减连治3周，咳嗽已止，浓痰明显减少，便溏亦结，复查胸部X线片示两肺已无明显异常。

◆解析

治咳责之于肺但非独肺，宜在治肺的同时注意脾，以肺脾同调、标本同治为原则。方中百部、款冬花、杏仁肃肺润肺，化痰止咳；白术、白扁豆、茯苓健脾助运以绝痰疾之根；桑白皮、野荞麦根、佛耳草清泄肺金之热；天竹性平，酸涩味甘，具有肃肺止咳化痰之功，久咳宜之，不过有文献记载本品有毒，用量不可过大。诸药配合，切中脾虚痰湿滋生，肺气失于宣肃之发病机制，故而疗效显著。这也证实了“治咳当责之于肺，非独肺也”之说，颇有临床实际意义。

◆读案心悟

【引自】张镜人. 中华名中医治病囊秘·张镜人卷. 上海：文汇出版社，2000.

李辅仁医案

【辨证治则】患者年事已高，正气亏虚，各脏腑功能皆不足，极易感受外邪，发为外感。采用清热化痰、益肺活血方法论治。

焦某，男，87岁。2006年3月17日初诊。患者以慢性咳嗽（慢性支气管炎）数十年，加重1周就诊。患者患慢性咳嗽多年，常因外感引发或加重，本次因受风寒引起咳嗽，咳吐白黏痰，痰量多，伴流清涕，恶风寒，不发热，纳差，舌质淡红，苔薄白，脉弦结代。素患慢性支气管炎、两下肺轻度间质纤维化、支气管扩张、冠心病、室性及房性期前收缩、肝硬化、脾切除术后、十二指肠溃疡、胃大部切除术后、慢性残胃炎及吻合口炎、胆囊切除术后、脑动脉硬化。诊断为咳嗽、久咳（慢性支气管炎合并感染），属内有夙疾，外感风邪证。患者年老体虚，正气亏虚，又感受外邪，致肺卫失宣，气道不畅，肺窍不利，而见咳嗽咳痰，恶风流涕；素体脾胃虚弱，加之外感风寒，胃失和降，则见纳差；脉结代则为心气不足，无力推动血液运行之象。治以疏风、清热、宣肺，兼补益正气，方拟银翘散加减。

【处方】炙白前15g，金银花20g，连翘10g，柴胡10g，橘红10g，杏仁10g，防风10g，党参20g，麦冬15g，丹参20g，款冬花10g，甘草3g。

取7剂，每日1剂，水煎服。复诊时患者诸症均减，仍有白痰，疲乏无力，舌质红，苔薄白，脉细滑。属表邪渐去，痰浊尚留，肺气不利。原方去解表疏风之品，加重化痰止咳之力，再进7剂。

三诊时患者咳嗽愈，有少量白痰，仍感疲乏无力，汗多，腰痛，呈邪气去之八九，虚证逐渐凸显之征象，用少量化痰中成药即可，也可待痰热净后服用补益之品。

◆解析

高龄老人大多长期患有各种慢性疾病，治疗时当注意顾护正气，有时需攻补兼施，标本兼治，兼顾其他脏腑功能。此患者所用之方为银翘散加减，以疏风清热、宣肺化痰为主，以治其急，加入党参、麦冬、丹参、防风，既有丹参生脉饮（生脉饮加丹参）之意，可益心气活血脉，治疗脉结代，又有玉屏风散之意，可益肺固表，治疗反复发作之外感咳嗽，有标本兼治之功效，效果尤佳。有时也可根据脾胃情况，适当加入焦山楂、焦麦芽、焦神曲、砂仁、豆

◆读案心悟

蔻、木香等，以和胃消食，顾护后天之本，这种对老年群体的特殊辨证立意，值得借鉴。

【引自】贺兴东，等. 当代名老中医典型医案集·内科分册. 北京：人民卫生出版社，2009.

周仲瑛医案

【辨证治则】属表邪未能宣散，痰饮内结，以致咳嗽迁延反复，难以痊愈。治疗以散寒解表、平喘止咳为主。

某患者，男，75岁。2003年4月29日初诊。患者2002年夏季因热当风贪凉，诱发咳喘痰鸣，经抗感染治疗，咳喘好转，但仍痰多，此后稍有受凉则咳嗽痰多，服中药少效，用西药抗生素，反见发热加重。目前时有咳嗽，遇寒加重，色白多沫，咳吐尚易，怕冷，胸背冷甚，二便尚可，舌质暗紫，苔黄薄微腻，脉细滑，间有不调。西医诊断为慢性支气管炎；中医诊断为咳嗽寒饮伏肺证。

【辨证】证为陈寒伏饮，肺失宣畅。

【治法】以散寒解表、温肺化饮之小青龙汤为主方治之。

【处方】炙麻黄4g，炙桂枝6g，淡干姜3g，细辛3g，法半夏10g，炒白芍10g，五味子（杵）3g，炙甘草3g，炙紫菀10g，炙款冬花10g，炒紫苏子10g，佛耳草15g，桔梗5g。

取14剂，每日1剂，水煎服。

2003年5月10日二诊，经温肺化饮，助阳破阴治疗，背冷十减其五，自觉气道有痰，作咳，但痰量减少，咽喉亦有痰阻，稍觉口干，大便偏干，舌质暗，苔薄黄，脉细滑。上方加炙白前10g，泽漆12g，改五味子（杵）为5g，继续服用。

2003年5月17日三诊，患者胸背冷感缓解，大便日行1次，口干减轻，偶有微咳，有痰不多，食纳知味，舌质暗红，舌苔黄薄腻，脉细，病已明显好转。改为初诊方加生黄芪6g，生白术10g，防风6g，以巩固治疗。

◆解析

小青龙汤治咳嗽效果好。小青龙汤具有散寒解表、温肺化饮之功效，是治疗寒饮咳嗽的著名方剂，只要辨证准确，应用得当，随症加减，其疗效很好。本例患者咳嗽近1年，虽无明显外感表证，但胸背怕冷较著，咳嗽遇寒加重，咳吐白痰。周老拟温散伏寒、宣通肺气、引邪达出之原则，以散寒解表、温肺化饮之小青龙汤为主方，并用桔梗宣肺祛痰，紫菀、款冬花化痰以加强温肺化饮之力，另加紫苏子降气化痰，佛耳草止咳平喘。通过温肺化饮，助阳破阴治疗，外寒得以部分消散，故胸背冷感减轻，咳嗽缓解。由于陈寒伏饮非一日之功所能消散，故加白前、泽漆以增化痰之力。通过以上治疗，咳嗽渐近平息，但肺虚卫弱之状又较突出，遂转用玉屏风散益气固表以善后。

◆读案心悟

【引自】王利红．周仲瑛应用小青龙汤治疗支气管炎临床3例．中华中医药杂志，2009，24（1）：53．

裘沛然医案

【辨证治则】证属痰湿郁肺化热，肺失宣降，治以温肺化痰、止咳清热。

王某，男，56岁。1998年4月20日初诊。患者患慢性支气管炎10余年，经常咳嗽，咳痰不爽，伴气急胸闷，每于冬春及气候变化时发作。此次因感冒引发，已2个月有余，且日渐加重，虽经西药抗感染、止咳化痰等，均无良效，亦投中药多次，终未好转。现在咳嗽频作，咳痰黏白不爽，气短，胸闷，心悸，神色萎黄，时有低热，舌苔薄腻带黄，脉细滑带数。中医诊断为痰湿型咳嗽。

【处方】 前胡9g，北细辛9g，生甘草18g，光杏仁9g，净麻黄10g，川贝母4.5g，黄芩20g，炙紫菀12g，龙胆10g，淡干姜10g，诃子肉15g，丹参18g。

取7剂，每日1剂，水煎服。二诊时患者咳嗽、咳痰、气急等症状已去七八，低热已除，精神明显好转，效不更方，原方又进7剂。三诊时咳、痰、喘已除，心悸明显好转。2个月后随访，一般情况良好。

◆解析

痰湿化热不避用温热药。本例患者罹患慢性支气管炎已10余年，并逐渐加重，本次发作已2个月余，虽中西医治疗均罔效。裘老认为痰湿为阴寒之邪，当以温药治之，病家虽有化热之象，仍不避干姜、细辛等温热药，且剂量较大。麻黄、杏仁、前胡、川贝母、紫菀、甘草等，宣降肺气，止咳化痰平喘，其中甘草量大，既止咳化痰，又调和诸药；又以诃子敛肺止咳，与麻黄配用，一散一收，相反相成；丹参活血宽胸定悸；龙胆本为清泻肝胆火热，今配黄芩，则清肺热止咳尤佳；诃子与麻黄同用，甘草重用，以及用龙胆清肺热等，均为裘老长期积累之独到经验。辨证准确，治则得当，选方用药独特，所以药后疗效卓著。

◆读案心悟

【引自】 陈身安．裘沛然采用利湿化痰法治疗支气管炎临床观察．辽宁中医杂志，2001，28（3）：139．

朱良春医案

【辨证治则】本例乃是肝郁化火、木火灼金之肝咳之证，治疗以清热泻火、止咳养阴为主。

某患者，女，21岁。咳嗽痰少，时夹血丝，两颧红赤，两胁引痛，午后自感全身皮肤烘热，病已3个月余，曾服中药30多剂，效不显。查舌质红，苔少，脉弦细数。前医认为是阴虚作咳，又值秋令，阴虚燥咳无疑，随予养阴润燥之剂3剂。复诊时患者诉说服药后曾获小效，但胁痛反剧，再拟前方加重药量续进之，服后仍旧罔效，乃求于朱老。朱老问："胁痛原来有否?"患者答："宿有两胁时痛，且情绪易冲动。"此并非单纯阴虚燥咳，而是肝郁化火，肝火灼金，木击金鸣，又病程较长，阴分亦亏。

【处方】北沙参12g，麦冬12g，蒸百部18g，柴胡4.5g，黛蛤散（包煎）12g，旋覆花（包煎）9g，生白芍9g，枯芩4.5g，瓜蒌皮9g，牡丹皮4.5g，焦栀子4.5g。

4剂后，咳嗽已平，胁痛亦减。拟一贯煎去当归，加生白芍9g，瓜蒌皮9g，2剂而愈。

◆解析

肝咳与阴虚燥咳当细辨。本例患者病已3个月余，阴虚证比较明显，舌质、舌苔、脉象也支持阴虚诊断，用养阴润燥止咳之剂无效，原因在于并非单纯阴虚燥咳，辨证失误，所以药后疗效欠佳。《素问·咳论》中说："肝咳之状，咳则两胁下痛。"本例患者咳嗽则两胁引痛，且情绪易于冲动，脉弦，均属肝咳之症，其证似燥咳但本在肝郁，故在原方中加入解郁清肝泻火药，效果显著。

◆读案心悟

【引自】朱良春. 清热泻火治疗咳嗽临床研究. 上海中医药杂志，1986（1）：22.

方和谦医案

【辨证治则】感冒后秋燥型咳嗽，治以宣肺润燥、止咳利咽为主。

赵某，女，28岁。2005年8月9日初诊。患者1个月前因外感后出现咳嗽，自服抗生素、止咳药疗效不佳。现咳痰色黄，发憋，咽干咽痛，纳可，二便调，舌质红苔白，脉缓。诊断为咳嗽（慢性气管炎），辨证属燥伤肺气、肺失宣降证。患者病在立秋刚过，秋燥气盛，燥邪犯肺，肺失宣降，上逆作咳，并憋气；燥邪耗气伤阴，喉为肺系，失去阴津濡养，则有咽干咽痛；燥为热邪，故咳吐黄痰。

【处方】杏苏散加减：紫苏梗6g，桔梗10g，杏仁10g，前胡10g，陈皮10g，法半夏10g，茯苓12g，炙甘草10g，薄荷（后下）5g，炙桑皮12g，炙紫菀10g，白前10g，炙百部10g，荆芥5g，酒黄芩3g。

取7剂，每日1剂，水煎服。1周后复诊，患者咳嗽减轻，时咳痰，口干，胸闷，舌质红，苔白，脉滑，仍用前方去炙百部、荆芥、酒黄芩，加入芦根15g，再取7剂，每日1剂，水煎服。未再来诊。

◆解析

治疗燥咳宜选用杏苏散。杏苏散出自吴鞠通之《温病条辨》，原方所论为凉燥所引起的咳嗽。书中说：“燥伤本脏，头微痛，恶寒，咳嗽稀痰，鼻塞，嗌塞，脉弦无汗，杏苏散主之。”又说：“汗后咳不止去苏叶、羌活，加苏梗……热甚加黄芩。”本案患者为秋燥咳嗽，故选用此方加减以宣肺润燥止咳。

◆读案心悟

方中以荆芥、薄荷解表，甘草、桔梗上开肺气，杏仁、前胡下降肺气，肺得宣发肃降，喉塞即可宣通，咳嗽亦可停止；用陈皮、半夏合酒黄芩清化热痰；脾为生痰之源，故用茯苓健脾利湿，以治痰源；再加入炙紫菀、白前、炙百部、炙桑皮等止咳化痰之品，使肺气得以宣降，黄痰可以祛除，咳嗽得以痊愈。方老在治疗疾病时，非常注重节气对疾病的影响，经常随节气变化而加减用药，极大地提高了辨证施治的疗效。

【引自】贺兴东，等. 当代名老中医典型医案集·内科分册. 北京：人民卫生出版社，2009.

任继学医案

【辨证治则】风邪化热伤津耗液，肺脏失调，气管干涩、喉痒咳嗽，采用润肺止咳，化痰生津方法论治。

邓某，女，42岁。1998年8月14日初诊。患者于年前因感冒后发热，自行去附近诊所静脉滴注抗生素，热退后开始咳嗽，以干咳为主，胸中涩滞而痛，咽干喉燥，口鼻气热，身倦乏力，舌红赤少津，苔薄黄而干，脉虚数而涩。中医诊断为咳嗽。

【治法】以宣肺润燥、生津止咳为主。

【处方】生津宣肺汤（任老自拟方）：蛤粉10g，青黛5g，糖瓜蒌15g，百部15g，天冬15g，麦冬15g，白前15g，紫菀20g，玄参15g，炒紫苏子5g。

取7剂，每日1剂，水煎服。

1998年8月20日二诊，患者自述服药后咽干喉燥、胸中涩滞、口鼻气热减轻，有少量白痰易咳出，查舌质红，苔少，脉虚数，治疗改为下方。

【处方】桔梗15g，紫菀20g，百部15g，天冬15g，麦冬15g，瓜蒌仁15g，枳壳15g，矮地茶15g，佛耳草15g，芦根20g。取4剂，每日1剂，水煎服。

1998年8月24日三诊，患者诸症大减，咳嗽明显减轻，有痰易咳出，二便正常，上方加枇杷叶15g，继续服用。又服2剂而愈。

◆解析

生津宣肺汤治咳嗽效好。咳嗽是内科临床常见病之一，一年四季均可发病。《黄帝内经》对咳嗽的成因、症状及证候分类、病理转归及治疗等作了系统的论述。如《素问·咳论》认为咳嗽多由“皮毛先受邪，邪气从其合也”。《素问·宣明五气》中说“五气所病……肺为咳”，另外还指出“五脏六腑皆令人咳，非独肺也”。任老认为，本例患者之咳嗽是由于初感外邪即用抗生素等寒凉之品，未能使表邪及时表散，邪气留恋于肺，造成表卫受损，正虚在肺，所以然者，肺卫主气，邪气未解，内舍于肺，结于膜原，久而不出。治以宣肺润燥、生津止咳为主，方用任老自拟之生津宣肺汤。方中用青黛、蛤粉清热平肝止咳，百部、白前、紫菀宣肺止咳化痰，玄参、麦冬、天冬滋阴润肺，紫苏子以降肺气。诸药合用，共奏宣肺润燥、生津止咳之效，治法用药切中其发病机制，故而药后使诸症状悉除而病愈。

◆读案心悟

【引自】任继学．生津宣肺汤在治疗咳嗽中的应用．吉林中医药，2006，26（2）：38.

张琪医案

【辨证治则】此为肺阴虚不能胜邪，需治以滋阴润肺，少佐清宣之品，使正胜邪去。

张某，女，61岁。患者咳嗽发热，中西医治疗可以短期控制症状，但停药即发，求治于张老。患者形体干枯瘦小，舌红少津，苔少而干，脉虚数。中医诊断为咳嗽。

【辨证】证为肺阴不足，正不胜邪。

【治法】治以养阴润肺。

【处方】沙参20g，麦冬20g，生地黄15g，川贝母10g，枇杷叶15g，马兜铃15g，石斛15g，太子参15g，桑叶15g，菊花15g，桔梗10g，金银花20g，甘草10g。

每日1剂，水煎服。服药7剂，体温正常，咳嗽基本缓解。

◆解析

肺阴虚咳嗽当养阴润肺。肺阴亏耗咳嗽者，大多咳痰黏稠带血，或干咳无痰，手足心热，或潮热盗汗，舌红少津，脉细数或虚数，常规治以滋阴润肺之百合固金汤之类。此种类型咳嗽多见于肺结核，也有反复肺部感染者，用抗生素可以暂时控制，遂即复发。本例患者形体干枯瘦小，咳嗽发热，舌红少津，苔少而干，脉虚数。张老辨为肺阴不足，正不胜邪，治以养阴润肺为法。药后体温正常，咳嗽基本缓解，取得了较好疗效。

◆读案心悟

【引自】贺志良．张琪运用养阴润肺法治疗咳嗽临床经验．甘肃中医，2007，20（6）：21．

第四章　慢性鼻炎

慢性鼻炎多指鼻黏膜及黏膜下层的慢性炎症。其主要特点是炎症持续5个月以上或反复发作，迁延不愈，间歇期鼻亦不能恢复正常，且无明确的致病微生物，伴有不同程度的鼻塞，分泌物增多，鼻黏膜肿胀或增厚等障碍。通常根据慢性鼻炎的病理和功能紊乱的程度，分为慢性单纯性鼻炎和慢性肥厚性鼻炎，前者是以鼻黏膜肿胀、分泌物增多为特征的鼻黏膜慢性炎症，后者是以黏膜、黏膜下层甚至骨质的局限性或弥漫性增生肥厚为特点的鼻腔慢性炎症。鼻塞有两个特点：①间歇性。白天、夏季、劳动或运动时鼻塞减轻，而夜间、静坐或寒冷时鼻塞加重。②交替性。侧卧时下侧鼻腔阻塞，上侧鼻腔通气较好，当转向另一侧卧位时，另一侧鼻腔又出现鼻塞。

中医学认为，鼻炎分为两类：一类是风热性鼻炎（如鼻窦炎），另一类是风寒性鼻炎（如过敏性鼻炎）。不论哪一种鼻炎都是因遭受外邪（风、暑、湿、燥、寒、热等）通过皮毛（尤其是背心）或因饮食（如饮酒、吃辛辣、性凉等食物）侵入肺部。鼻为肺之窍，肺的功能正常，鼻涕润泽鼻窍而不外流；肺受到外邪的侵袭受损，就会通过鼻反映出来。若肺寒，则鼻流清涕；肺热，则涕黄浊；肺燥，则鼻干；肺湿，则鼻塞；进而还可能引起鼻腔的其他病变。根据以上病因分析，对风热性鼻炎就要以祛风、化湿、清热、开窍为治疗原则；对风寒性鼻炎就要以解表、祛寒、化湿、开窍为原则。

蔡福养医案

名医小传

蔡福养，原卫生部第一批认定的中国名老中医，河南中医学院教授，主任医师，第二批全国名老中医专家学术经验带徒导师。生于1917年，1940年单独悬壶济世，1958年进入河南中医学院，从医58余年，中国中医学术研究会顾问，全国中医学院高级评审委员会委员，《河南中医》编委。

【辨证治则】慢性鼻炎，乃阳气虚弱，气化失常，卫外不固，风寒异气乘袭所致。故当温补脾肾，散寒止涕。

卢某，男，27岁。患者喷嚏频频。流清涕10余年。入冬15天来加重，常于晨起外出时突发鼻痒，窒塞酸胀，掩鼻而嚏，清涕如注。发作后头脑空虚，倦怠乏力，四末不温，夏不觉热，冬倍感寒，背常有冷风吹之感。舌淡，苔白，脉沉细。检查：双侧鼻腔黏膜淡白肿胀，下鼻甲苍白水肿胀大，鼻道内有大量水样分泌物。中医诊断为慢性鼻炎。

【辨证】为肾督阳虚，寒水上泛。

【处方】温阳止涕汤加减：制附子15g，肉桂10g，干姜10g，细辛3g，山药15g，熟地黄10g，鹿角霜15g，茯苓15g，泽泻15g，苍耳子10g，辛夷10g，白芷15g，鹅不食草15g，炙甘草6g。

每日1剂，水煎服。同时用熏鼻方（苍耳子、细辛、白芷烘干研面入艾绒中搓成卷，熏鼻窍及其周围穴位，每次20分钟）。服药10剂，流涕量及发作次数均减少。又用原方加减治疗20余日，病竟痊愈。随访2年，未见复发。

◆解析

本病属中医学“鼻鼽”。蔡福养根据多年临床经验认为，本病之病本为阳气虚弱，其标为寒水上泛，治疗主张温阳为先，自拟经验方

◆读案心悟

“温阳止涕汤”，使阳气振奋，气化水行而鼻窍豁然，确为临证之良方。

若鼻黏膜淡白或苍白、水肿甚者，加重温阳利水药用量；若鼻塞声重甚者，加重苍耳子、辛夷、白芷、鹅不食草之量；若清涕长流、不能自收者，合用桂枝汤。

【引自】闫宝环．国家级名老中医验案·呼吸病．北京：人民军医出版社，2014.

蒋中秋医案

【辨证治则】本病为肺肾阳虚，卫表不固，腠理不密，则易遭异风邪气侵袭，故治疗应以温阳固卫为主。

朱某，男，58岁。1988年2月28日初诊。鼻作喷嚏、流清涕30年，常年发作，以冬季最严重。1985年在某医院行特异性皮肤试验，诊为对尘螨、梧桐花花粉等过敏，行脱敏治疗效果不显著，发作时服用氯苯那敏（扑尔敏）、异丙嗪（非那根）可以减轻症状。平素畏寒怕风，纳食可，二便调，苔薄白，脉弦濡。检查：鼻黏膜苍白，双下甲水肿，双鼻孔未见息肉样物。中医诊断为慢性鼻炎。

【辨证】证属肺肾虚寒，卫表不固。

【处方】桂枝玉屏风汤加减：制附子6g，桂枝10g，生地黄15g，防风6g，炒白术15g，白芍15g，淫羊藿3g，辛夷6g，仙茅6g，补骨脂15g，甘草10g，姜、枣为引。

每日1剂，水煎服。1日服1次。1个月为1个疗程。连续服用40剂，鼻痒、喷嚏、流清涕诸症逐渐减轻。续服15剂，患者鼻部症状消失。后嘱较长时间服用补中益气丸，以巩固疗效。

◆解析

本方由玉屏风散合桂枝汤加制附子化裁而成。桂枝汤调和营卫，玉屏风散固卫益气，配合制附子、补骨脂、仙茅、淫羊藿温阳散寒，以冀阳气充沛，卫气得以固表，正气存内，邪不可干。

若受凉吹风易作者，加生黄芪、桑叶；鼻痒甚者，加地龙、徐长卿、凌霄花；清水涕多者，加乌梅、诃子、台乌药；鼻塞、下鼻甲水肿者，加石菖蒲；腰酸乏力者，加仙茅、淫羊藿、补骨脂；黏膜充血肿胀者，加茜草、墨旱莲。

◆读案心悟

【引自】王付，等．呼吸系统疑难病选方用药技巧．北京：人民军医出版社．

宋爱国医案

【辨证治则】感冒引起的鼻炎，故当清热解毒，散寒通窍。

孟某，女，21岁。2001年11月18日初诊。平素易感冒，于1年前因受凉后出现鼻塞、流涕、发热、恶寒、头痛，经治疗1周后，全身症状基本消除，但鼻塞不除，时流黄涕。感冒后加重，治疗后好转，时好时发。近日全身不适、头痛、鼻塞，经治疗5日后全身症状好转，但头痛、鼻塞不见好转，遂来求诊。症见两侧鼻黏膜潮红，下鼻甲微肿，鼻底部有较多黏液性分泌物。诊断为慢性单纯性鼻炎。

【辨证】为肺气虚弱，邪滞鼻窍。

【处方】辛夷15g，苍耳子10g，野菊花20g，川芎15g，川羌活10g，防风

10g，白芷10g，石菖蒲10g，黄芩10g，细辛3g，蔓荆子16g，鱼腥草20g，甘草6g，薄荷（后下）6g，当归10g，黄芪25g。

每日1剂，水煎服。连服6剂后诸症明显好转，继服6剂，隔日1剂，以巩固疗效。药后诸症消失。1年后随访，未见复发。

◆解析

方中辛夷、苍耳子通窍；金银花、野菊花清热解毒，抗菌消炎；川羌活、防风、细辛、蔓荆子祛风胜湿，散寒止痛；黄芩清泻肺热：川芎活血止痛，是治疗头痛圣药；白芷解热排脓，甘草调和诸药。全方疗效可靠、安全，无明显不良反应，对单纯性、变应性及干燥性鼻炎均有良好的疗效，对肥厚性鼻炎也有一定的疗效。

◆读案心悟

【引自】闫宝环. 国家级名老中医验案·呼吸病. 北京：人民军医出版社，2014.

黄自强医案

【辨证治则】根据鼻塞、遇寒加重辨为寒，再根据鼻咽干燥、五心烦热、舌红少苔辨为阴虚。故治疗以滋阴润燥，通达鼻窍为主。

杨某，男，23岁。有10年慢性鼻炎病史，曾多次检查均诊断为萎缩性鼻炎，屡屡服用中西药及外用西药，均未能达到远期治疗目的。近因鼻塞加重而前来诊治。刻诊：鼻塞不通，遇冷加重，鼻咽部干燥，鼻分泌物呈块状，不易擤出，偶有少量鼻出血，嗅觉障碍，呼气恶臭，五心烦热，头痛，记忆力减退，舌红少苔，脉细略数。检查：鼻腔宽大，鼻甲缩小，并有稠厚脓痂。中医诊断为慢性鼻炎。

【辨证】 辨为阴虚鼻塞证。

【治法】 治当滋阴润燥，通达鼻窍，兼以化痰。

【处方】 通达鼻窍汤：百合14g，生地黄汁80mL，麦冬168g，半夏24g，人参9g，粳米18g，大枣12枚，炙甘草6g，苍耳子8g，辛夷15g，白芷30g，薄荷2g。

先以水浸泡方药约30分钟，然后用大火煎药至沸腾，再以小火煎煮30分钟。薄荷、辛夷后下，煎煮15分钟。温服。每日1剂，分3次服用。

二诊：鼻塞有改善，鼻腔干燥好转明显，复予前方6剂。

三诊：诸症较前又有减轻，又予前方6剂。

四诊：诸症基本解除，又予前方40剂治疗，诸症悉除。随访1年，未见复发。

◆解析

因鼻分泌物呈块状、不易擤出，辨阴虚生热、灼津夹痰。以此辨为阴虚鼻塞证。方中百合滋阴清热；生地黄清热凉血，养阴生津；重用麦冬养阴生津，滋液润燥；人参益气生津；半夏开胃行津，调畅气机，降肺止逆，并制约滋补药壅滞；苍耳子、辛夷、白芷辛温透达，芳香开窍；薄荷辛凉通窍，兼防辛温药伤津；粳米、大枣补益脾胃，化生阴津；炙甘草益气缓急。

◆读案心悟

【引自】 苗青，赵兰才．呼吸系统疾病验方妙用．北京：科技文献出版社，2010.

奚肇庆医案1

【辨证治则】 肺虚寒滞，津液输布失调，故鼻黏膜色淡、水肿。治宜辛温通窍、发散风寒。

翟某，男，35岁。患者因咳痰反复2个月，于2008年8月22日就诊。既往有慢性鼻炎史，近患支原体肺炎，经抗感染治疗体温已正常。刻诊：鼻塞，流涕，打喷嚏，咽嗌痰阻，喉咙不痛，咳嗽，咳痰量多、色白质腻，胃纳尚平，舌质淡红，苔薄，脉细滑。中医诊断为慢性鼻炎。

【处方】 桃仁二白汤：黄芪12g，白芍10g，白术10g，防风8g，苍耳子10g，辛夷花10g，乌梅10g，薏苡仁12g，桃仁10g，浙贝母6g，芦根15g，鱼腥草15g，甘草4g，大枣10g。

每日1剂，水煎服。7剂为1个疗程。

二诊咳嗽咳痰显减，不喘，唯鼻塞流浊，打喷嚏，易汗，纳便尚调，舌质淡紫，苔薄白，脉细滑。上方去芦根、桃仁，加当归10g，五味子6g。7剂。每日1剂，水煎服。10日后渐愈。近1年未再发作。

◆解析

中医书云："肺主卫表外。"肺气虚则卫表不固，不任风寒异气侵袭，且早、晚自然界阳气不足，肺虚之体此时亦阳气不足，故鼽嚏发作以早、晚多见；全身及舌脉所见为肺气亏虚之证。治疗上可依虚、实两端辨证论治：实则责之于风寒、风热之邪及饮邪上行，阻塞肺气，鼻窍不通；虚则责之于肺、脾、肾三脏，气阴两

◆读案心悟

虚为患，或补气养阴，甘寒益肺，或培土生金，温阳化饮，或为温暖其元，引火归元等，临床常获良效。方中黄芪、白术、防风、甘草、大枣益气固表；苍耳子、辛夷花祛风以开肺窍；薏苡仁、桃仁、浙贝母、芦根、鱼腥草清肺化痰以涤肺络；乌梅、白芍、五味子敛肺脱敏，消补兼施而获效。本方是慢性鼻炎急性发作的基本方药。

【引自】江苏省中医院门诊病例，奚肇庆临证病案。

奚肇庆医案 2

【辨证治则】肺虚痰伏。患者肺经寒实，素有哮喘宿疾，脏腑阳气不足，寒邪得以客于肺经。采用润肺止咳、散寒化痰的方法论治。

吴某，男，54岁。因鼻塞流涕、咳嗽反复10余年，于2010年1月22日就诊。有慢性鼻炎、支气管炎、神经性皮炎病史，恒用地塞米松及抗生素。发作与气候寒冷有关，遇风、遇寒，则鼻塞、打喷嚏、流涕、咳嗽，咳痰量少、色黄质黏，气喘，胸闷气短，纳便尚调，舌质暗，苔薄黄，脉细滑。肺功能检查：中度阻塞性通气功能障碍、支气管扩张药（沙丁胺醇气雾剂）可逆性试验阳性。中医诊断为慢性鼻炎。

【处方】风辛姜君汤：黄芪12g，白术10g，白芍10g，防风10g，桂枝6g，茯苓12g，桑白皮10g，紫菀10g，细辛3g，辛夷10g，苍耳子10g，大枣10g，甘草4g。7剂。

每日1剂。另用复方薤白胶囊0.35g，每次4粒，每日3次。

二诊：鼻腔渐通，咳嗽亦减，已停用抗生素。原方去苍耳子，继服。

三诊：喜称多年的流涕缓解，咳嗽已止，地塞米松减为维持量，原方加当归10g。时值冬月，拟膏方1剂，以玉屏风散、苓桂术甘加五味细辛干姜汤、归芍六君汤、二至丸加味调理。服用45日后称今冬鼻炎、支气管炎未再发作，地塞米松已停用。

◆解析

壅滞鼻窍，宣降失调，遂致鼽嚏不止。《中藏经》卷上说："肺气通于鼻，和则能知香臭矣。有寒则善咳，实则鼻流清涕。"治疗上可从温肺散寒，化饮止流。方以苓桂术甘加细辛汤为主，佐黄芪、白术、白芍、防风、辛夷、苍耳子益肺固卫疏风；桑白皮、紫菀宣肺止咳；当归辛润入肺，为血中之气药。病缓方缓，膏方调理而收功。

◆读案心悟

【引自】江苏省中医院门诊病例，奚肇庆临证病案.

李如琴医案

【辨证治则】慢性肥厚性鼻炎，故当消肿散结，通利鼻窍。

王某，男，15岁。于2005年2月1日初诊。于20日前偶感风寒致发热、头痛、鼻塞、流涕，经服用西药（用药不详），发热已退，但头痛、鼻塞、流涕时轻时重。就诊时症见头闷痛，流白涕，右侧鼻塞，左侧出气粗。检查：右侧下鼻甲Ⅲ度肥大，表面不光滑，色黯红；左侧下鼻甲Ⅱ度肥大，色潮红；双侧下鼻道均有黏白色分泌物。中医诊断为慢性鼻炎。

【辨证】诊为慢性肥厚性鼻炎。

【处方】重苍鼻炎通：炒苍耳子30g，石菖蒲20g，藿香10g，当归15g，赤芍15g，川芎10g，玄参10g，甘草6g。7剂。

每日1剂，水煎服，分2次服，药渣熏鼻敷鼻。7日后复诊，头痛、流涕症状消失，偶有鼻塞。续用5剂，诸症状消失，体征正常。随访1年，无复发。

◆解析

苍耳子辛温、开窍、祛湿，有小毒，李如琴重用炒苍耳子30g，临床观察未见毒性作用；当归、赤芍、川芎、玄参活血化瘀；石菖蒲、藿香配合苍耳子通利鼻窍；甘草调和诸药。全方共奏活血化瘀、开窍祛湿之功效。辅以熏吸药气，取其芳香通窍，直达病所；药渣布包热敷鼻部，促进局部血液循环，消肿散结，通利鼻窍。一药三用，内治、外治相结合，临床观察疗效好。

◆读案心悟

【引自】崔应珉．中华名医名方薪传·胃肠病．郑州：郑州大学出版社，2009.

纪建文医案

【辨证治则】肺虚、风邪夹湿热阻塞鼻窍，证属慢性肥厚性鼻炎。治宜宣肺益气、疏风清热、利湿通窍。

赵某，女，45岁。于2000年1月5日就诊，主诉鼻不闻香臭，遇冷加重10余年，长期鼻塞流涕，前额头痛，阵发性鼻痒喷嚏，寒冬或感冒时加重。曾多次到五官科就诊，诊为鼻甲肥大、过敏性鼻炎，经治疗疗效不显。为求鼻塞暂时舒畅，用滴鼻净滴鼻。有的医生给予激素抗过敏治疗，致使身体肥胖，少气乏力，抵抗力下降，但鼻塞仍无好转。鼻甲肥大，通气差，舌淡，苔白腻，脉濡缓。中医诊断为慢性肥厚性鼻炎。

【处方】辛夷苍耳汤加味：辛夷花15g，苍耳子15g，白芷20g，防风15g，木通15g，川芎20g，细辛10g，鹅不食草20g，牡丹皮15g，紫草15g，连翘20g，黄芩10g，生姜3片，葱白（后下）3茎。

每日1剂，水煎服，分2次服。加益气的黄芪30g，白术20g。治疗1个疗程。1月26日复诊：自诉服药病情日益好转，鼻能闻香臭，前额头痛消失，鼻通气程度好。X线鼻窦片、血常规检验无异常。为防复发，给予香菊片5盒，服用2周。同时，嘱患者加强体质锻炼，防止感冒。1年后随访，无复发。

名医小传

纪建文，现任北京广安门中医院中医内科医生（主诊呼吸系统疾病）。临床擅长采用中西医结合治疗急慢性支气管炎、支气管扩张、儿童哮喘、支气管哮喘等呼吸系统疾病。他从医以来，始终把病人当作亲人，以医者仁心的思想，利用高超的医术，为呼吸系统疾病患者消除病痛的折磨。

◆解析

慢性鼻炎属中医学的“鼻渊”“鼻鼽”范畴，多由于风邪夹湿热侵入，导致急性鼻炎反复发作经久不愈所致。肺主治节，通调水道，开窍于鼻。邪留肺卫，肺失宣降，阻塞鼻窍，鼻窍肿痛不通，则鼻不闻香臭；邪郁窍中，津液郁而不布，湿积为饮，而致反复流涕。久病必瘀，治宜宣肺通窍，祛风解表，清热利湿，化瘀通络。

方中辛夷花、苍耳子、鹅不食草、生姜、葱白祛风散寒通窍；白芷、木通、细辛、防风宣肺化饮，排脓消肿；木通、川

◆读案心悟

芎、牡丹皮、紫草活血化瘀通络；黄芩、连翘清热燥湿，泻火解毒，消痈散结。全方共奏宣肺散寒、祛风通络、化瘀解毒、消肿燥湿之功。本方寒温并用，内外结合，可内服。外熏于鼻见效快，疗效确切。

【引自】崔应珉．中华名医名方薪传·胃肠病．郑州：郑州大学出版社，2009.

李东园医案

【辨证治则】风寒伏郁化热，肺热不宣，熏蒸清窍。治疗应以祛风解毒、宣肺为原则。

马某，女，27岁。主诉交替性鼻阻塞，夜间加重6个月余，曾点鼻炎净等药。检查双下甲黏膜肿胀，轻度肥厚，诊断为轻度肥厚性鼻炎。

【处方】柴胡、薄荷、菊花、蔓荆子、防风、荆芥穗、黄芩、桔梗、川芎、白芷、枳壳各10g，牛角100g，细辛、龙胆各5g，辛夷15g。

以上药共为细末作蜜丸，每丸重3.5g，每日服2～3次，每次1～2丸，小儿酌减，孕妇慎服。患者服上丸1周后，自觉症状好转，3周后，鼻塞解除，双下甲不肿胀，判定治愈。

◆解析

慢性鼻炎系寒气侵鼻，肺为风寒所伤，以致鼻塞不畅。方中柴胡、防风、白芷等发表散风、消肿以治头痛、头晕，黄芩、牛角清热解毒，桔梗宣肺排脓，枳壳散积消痞，以治疗肥厚病变，薄荷、龙胆草开窍，以利鼻腔通畅。用本方治

◆读案心悟

疗慢性单纯性鼻炎（包括轻度肥厚性鼻炎）100例，治愈27例，好转70例，无效3例，总有效率为97%，慢性鼻炎治愈时间为16～30天。服药期间有少数病例胃部不适。

【引自】刘晓伟．中医临床案例教学系列丛书·胃肠病．北京：人民军医出版社，2007.

刘昌建医案

【辨证治则】脾胃气弱，肺卫失和，卫外不固，导致鼻炎。治宜祛风清热、宣通鼻窍、解毒抗菌、扶正消炎。

吕某，女，16岁。1995年10月8日初诊。患者鼻塞头痛2年，每遇感冒加重。重时多流黄涕，前额头痛，伴头晕，影响学习，嗅觉减退。曾于他院做X线，诊为鼻窦炎。服过鼻炎康，外用滴鼻净，用时症减，逢感冒加重，故来求诊。检查：鼻黏膜充血，鼻道内有脓样分泌物，鼻中甲水肿。中医诊断为慢性鼻炎。

【处方】黄芪、白术、防风、荆芥各15g，川芎、甘草、羌活各3g，细辛0.5g，薄荷6g，苍耳子、辛夷各9g，生石膏30g。

水煎，每日1剂，早、晚饭后分服。5剂症减，30剂后自觉症状消失，鼻黏膜肿胀消退，鼻内脓性分泌物消失而愈。

◆解析

鼻炎之病多与脾肺相关。邪客孔窍，伤肌损膜，窦窍络阻，致鼻塞流涕。三散中的玉屏风散能使脾胃生发之气上行，助肺卫之气固表散寒，宣通窍络。据现代药

◆读案心悟

理研究证明，玉屏风散能提高机体免疫功能，对有害物质因素等刺激有特异性抵抗力，能提高吞噬细胞的功能，对流感病毒有抑制和灭活作用，且能抑制肥大细胞释放活性物质，对Ⅰ型变态反应性疾病有效。川芎茶调散多以风药组成，治外感风邪，风热上攻。鼻炎病在人体之上位，唯风药可达上，故取川芎茶调散载玉屏风散及苍耳子散上行直达病所。全方共奏祛风清热、宣通鼻窍、解毒抗菌、扶正消炎之功效。

【引自】王维. 当代妙方. 延边：延边大学出版社，2007.

第五章　慢性咽炎

慢性咽炎是咽部黏膜、黏膜下及淋巴组织的弥漫性炎症。临床以咽喉发干、发痒，常有异物感为特征。本病的发生原因有多种：①急性咽炎治疗不彻底或反复发作可转为慢性咽炎。②患有慢性鼻病、慢性扁桃体炎或牙病，可引起本病。③烟酒过度或嗜食辛辣食物、工作中接触粉尘及化学气体者，也易引起慢性咽炎。④从事教师、演员等职业者，易引起咽部慢性充血而致本病。本病呈慢性发作，病程长，病人常感咽喉发干、发痒、微痛、灼热感，有的可有异物感，晨起时咽喉部有分泌物，通过咳嗽清除分泌物后症状缓解。

中医学认为，本病多因肾阴不足、虚火上炎、消灼肺阴、熏燎咽喉所致。

胡大永医案

【辨证治则】肺肾阴虚至火旺，虚火上炎致咽中不适，导致咳咯不利。故治疗以润肺补肾、利咽化痰为原则。

杨某，男，25岁。2007年4月5日初诊。患者于2年前因感冒而致上呼吸道感染，住院治疗后病愈，但出院后经常感觉咽喉不适，发干发堵，如咽喉壁上有物黏附，吞之不入，吐之不出，每逢受寒加重，时作干咳或吞咽动作，无头晕，时有耳鸣、纳呆，早起刷牙时干呕，曾数次就医均诊为慢性咽炎。长期使用润喉片，加剧时则兼用抗生素控制感染，虽有好转，但停药后则又复发并加剧。检查见患者咽喉部黏膜红，明显肿大并有滤泡，呈簇状，色暗红，表面无分泌物附着，舌暗红，苔薄白，脉沉紧。中医诊断为喉痹。

【处方】玄参10g，桔梗10g，沙参12g，川贝母10g，桑叶10g，僵蚕10g，牡丹皮10g，赤芍12g，黄精15g，川芎12g，麦冬15g，甘草6g，枸杞子10g，熟地黄10g，黄芪10g，大枣10g。

水煎服，5剂。复诊：患者服药后，咽部不适明显减轻，晨起刷牙时不干呕，不干咳，偶咳时能咳出少许黏液白痰，咳后咽部较前舒适，食欲好转，精神好。检查见患者咽部滤泡减少、减小，患者服药有效，嘱其按原方再服5剂后，检查见患者咽部不红，黏膜无充血肿大，滤泡消失。

◆解析

慢性咽炎在中医学属肺肾阴虚、虚火喉痹等范畴，肺阴不足导致肺气上逆则咳嗽，甚则恶心干呕；气血滞留，疏泄

◆读案心悟

不畅而致咽喉壁上出现滤泡。治当宜滋阴润肺，清热化痰，活血散瘀。方中玄参、沙参、黄精、麦冬均可滋阴生津，润肺补肾，佐以牡丹皮、赤芍以清热凉血，活血散瘀，并加川芎以增强活血散瘀之功效，桔梗利咽化痰，贝母清热、散结、止咳，桑叶增强清热润肺之效。以上诸药合用使瘀结得散，阴虚得补，肺燥得润，虚火得清而达到治疗效果。

【引自】胡大永.胡大永奇方验案选.太原：山西科学技术出版社，2012.

吴瑜医案

【辨证治则】肺胃热盛，搏结于喉核之症。故当以清热解毒利咽、泻热通腑为原则。

李某，男，8岁。2005年7月15日因发热1天初诊。1天前患儿突发高热，自测体温39.3℃，自行予以口服西药泰诺林后，体温渐下降至38℃左右，其后体温又反复升高。现症：体温39℃，发热，咽喉疼痛不适，口臭，心烦，夜卧不安，精神、食欲欠佳，大便秘结，小便黄赤。察其面色红赤，唇红而干，咽喉红肿，喉核表面有黄白色脓点，舌质红，苔黄厚腻，脉数。查血常规：白细胞计数$14.5 \times 10^9/L$，中性粒细胞0.78。吴老认为，此乃肺胃热盛、火毒上攻于咽喉为患。诊断为喉痹。

【治法】清热解毒利咽，泻热通腑。

【处方】凉膈散加减：芒硝（冲服）3g，生大黄4g，熟大黄5g，栀子10g，金银花10g，连翘10g，黄芩10g，薄荷（后下）10g，淡竹叶10g，牛蒡子10g，浙贝母10g，防风10g，白芷10g，天花粉10g，蝉蜕10g，青蒿20g，甘草3g。

每日1剂，每剂煎2次，首次淡煎，2次浓煎，两次药液混合，分4次服完。进清淡饮食。

2005年7月16日二诊：患儿服药当日即解下多量稀软便，至夜间热退，咽痛减轻，口臭明显减轻，安卧至晨，胃纳稍增。查体温37℃，精神好转，神色正常，咽喉稍红肿，喉核上的黄白色脓点有所吸收，舌红，苔黄偏厚，脉浮。考虑系上、中二焦的积热已随大便而去，余热未尽，治当清解余热、利咽消肿，更方用银翘马勃散加味。

【处方】金银花10g，连翘10g，黄芩10g，薄荷（后下）10g，淡竹叶10g，牛蒡子10g，射干10g，马勃10g，玄参10g，芦竹根10g，桔梗6g，防风10g，白芷10g，天花粉10g，蝉蜕10g，栀子10g，甘草3g。

每日1剂，服2剂。2005年7月18日三诊：咽痛消失，精神、食欲转佳，二便正常，查咽喉不红不肿，喉核上的脓点消失，舌偏红，苔白，脉平。其系热病解后，阴液损伤，遂以沙参麦冬汤调理善后，嘱2剂后停药。

◆解析

方中金银花、连翘清热解毒，疏解上焦郁热；黄芩清心胸郁热；栀子通泻三焦之火，引火下行；薄荷、竹叶、牛蒡子、蝉蜕外疏内清而利咽；芒硝、大黄荡涤胸膈邪热，导泻下行，配以白蜜、甘草，既能缓和硝、黄峻泻之攻，又可助硝、黄以推导之力；防风、白芷、浙贝母相配以解毒祛风，利咽消肿排脓；天花粉清热生津，消肿排脓；青蒿清热退热。诸药合用，清上泻下，以泻代清，清散并用，表里同治。如此则上有的无形热邪得以消退，下有的有形积滞得以排出，故积消、热消则肿消。因本方为峻泻之剂，当防攻伐太过损及脾胃，变生他证，故应中病即止。

◆读案心悟

【引自】郭燕．吴瑜运用凉膈散治疗小儿化脓性扁桃体炎经验．四川中医，2006，24（11）：6．

何任医案

【辨证治则】风邪后咽喉肿痛，咳嗽失音。治宜祛邪止痛，润肺利咽。

王某，女，成年。1964年7月20日初诊。伤风后咽喉肿痛，蒂丁（指悬雍垂）下垂，声音嘶哑已1周许。

【治法】以透解润肺为治。

【处方】蝉蜕4.5g，胖大海9g，麦冬6g，陈皮4.5g，木蝴蝶3g，玄参9g，北沙参9g，凤凰衣4.5g。3剂。

1964年7月25日二诊：音哑略有好转，咳嗽不多。再以原法治之。

【处方】蝉蜕4.5g，胖大海9g，玄参9g，北沙参9g，木蝴蝶3g，射干2.4g，浙贝母9g，蜜桔梗1.5g，麦冬9g。3剂。

1964年7月27日三诊：咽喉肿痛瘥，声音嘶哑见解，咳声连连，阵阵发作，作时则有轰热感。再以清解润肺化痰止咳为治。

【处方】天冬、麦冬各9g，炙百部4.5g，川贝母、浙贝母各4.5g，天竺子4.5g，玄参6g，连翘6g，炮远志4.5g，陈皮4.5g，胖大海6g。4剂。

1964年8月3日四诊：咳嗽缓解，喉燥音哑仍有，略感头昏。

【处方】清滋肺气：冬桑叶9g，杏仁9g，阿胶6g，黑芝麻12g，麦冬6g，甘草6g，川贝母6g，石膏9g，党参6g，枇杷叶9g。3剂。

1964年8月5日五诊：咳嗽音哑均明显好转，头昏等亦瘥。续用原法调治善后。桑叶9g，党参6g，川贝母6g，杏仁9g，黑芝麻12g，麦冬6g，阿胶6g，枇杷叶9g，甘草6g。4剂。

◆解析

该例病人初起乃是风邪闭肺失音，

◆读案心悟

然风邪束肺，肺气郁闭，痰热内蕴又可见咳呛阵作等症，所以初诊宣透清解法得效。待痰热渐化转出现肺津亏耗的肺燥失音证，乃改用喻嘉言的清燥救肺汤治之。由于随证应变，方证相合，使咳嗽失音的病象解除。

【引自】何任. 何任医案选. 杭州：浙江科学技术出版社，1981.

朱良春医案

【辨证治则】本例患者肺阴不足，木火刑金，邪热滞于咽部。论治清热解毒，软坚散结，通络祛风。

李某，女，38岁。患慢性咽炎4～5年，屡治未愈。咽部梗然不适，连讲两节课后，咽部更感不适，发音欠畅，影响教学。舌质红苔薄，脉弦细而数。此阴虚喉痹也。中医诊断为喉痹。

【处方】慢性咽炎散：炙白僵蚕8g，炙全蝎8g，黄连8g，炙露蜂房12g，金银花12g，代赭石12g，生牡蛎12g，玉蝴蝶6g。

上药共研极细面，分20包备用。每服1包，每日2次。饭后2小时用生地黄、麦冬、玄参各6g，泡茶送服。服后咽部即感轻松爽利，药未尽剂即愈。

◆解析

方中炙白僵蚕、炙全蝎、炙露蜂房可解毒散结，通络祛风；黄连、金银花、玉蝴蝶清热解毒以利咽；代赭石、生牡蛎清肝泄热，软坚散结。诸药配伍

◆读案心悟

共奏清热解毒、软坚散结、通络祛风之功效。用生地黄、麦冬、玄参以养肺阴，肺阴得养，咽之邪毒得去，则咽喉自利。因药粉略有苦味，可另用适量白糖矫味。

【引自】刘晓伟．中医临床案例教学系列丛书·胃肠病．北京：人民军医出版社，2007.

徐精诚医案

【辨证治则】客热循经上逆之咽喉痛，治宜滋阴降火、清热利咽。

刘某，男，30岁。咽痛反复发作（每月发作1～2次），某医院诊断为慢性咽炎，自觉咽中似有物，咳之不出，咽之不下，咳出黏痰少量，有时干咳，咽部微痛，声嘶，舌苔薄黄少津，脉平，检查，咽红。中医诊断为喉痹。

【处方】二根玄麦甘桔汤：山豆根10g，板蓝根30g，玄参12g，麦冬10g，甘草10g，桔梗10g，川贝母10g。

先将上药用水浸泡30分钟，放火上煎煮约30分钟，每剂约煎2次，2次煎出的药液混合，每日1剂，日服3次。服4剂后，咽干、咽痛及咳明显减轻，咽中异物感未消失，续服此方近2个月，症状消失。

◆解析

甘桔汤乃仲景治少阴咽喉痛之名方，方中桔梗开结利咽，甘草缓急泄热而和阴阳，两药配合可治疗咽喉肿痛。徐老又加玄参以滋阴降火，清热利咽；麦冬养阴生津润咽；山豆根、板蓝根解毒清热、消肿利咽，诸药配伍共奏清热养阴利咽之效。如咽部红肿痛较甚者，属急

◆读案心悟

性期，加鱼腥草10g，金银花15g，牡丹皮6g，以加重清热解毒凉血消肿之力。咳甚者加川贝母10g，以润肺化痰止咳。服药期间忌食辛辣等刺激性食物，当戒烟酒。如呕吐、心悸、手足麻木，可减轻山豆根用量或停用。

【引自】刘晓伟．中医临床案例教学系列丛书·胃肠病．北京：人民军医出版社，2007.

孙一民医案

【辨证治则】为肝胃郁热，久热伤阴之慢性咽炎。治宜以清热解毒、理气解郁、生津为原则。

刘某，女，38岁。1964年4月16日初诊。数月来，咽部堵塞，有异物感。平素或因情志不舒，或因过食辛辣，病情则加重。现口咽干，咽部微痛，咽部黏膜充血增厚，舌质微红，苔薄黄，脉细数。中医诊断为喉痹。

【治法】治当清热解毒，理气生津。

【处方】清咽汤加减：蒲公英24g，牛蒡子12g，大青叶15g，山豆根15g，马勃6g，郁金9g，炒枳壳9g，玄参24g，桔梗10g，石斛15g，麦冬15g，化橘红9g，甘草3g。

每日1剂，水煎后去渣，再将药汁浓缩为100mL，加入蜂蜜20g，分2次温服。服6剂痊愈。

◆解析

清咽汤主要由三组药组成。①清热组：蒲公英、牛蒡子、大青叶、山豆根、马勃。②理气解郁组：枳壳、桔梗、郁金。③生津组：玄

◆读案心悟

参、石斛、麦冬。再加化橘红化痰，甘草缓中。患者如以咽痛为主者，可以清热组作为方中主药；以咽紧填闷为主症者，可以理气组作为方中主药；若以咽干为主症者，可以生津组作为方中主药。若以上三症有某一症不明显者，可以将该组药减味或减量。

【引自】崔应珉. 中华名医名方薪传 · 胃肠病. 郑州：郑州大学出版社，2009.

董建华医案

名医小传

董建华，山西中医药大学兼职教授，山西省中医药学会脾胃病专业委员会副主任委员，中医药学会常务理事，医疗事故鉴定专家，卫生系统首批学科带头人。董老主治内科各系统疾病、老年性疾病，尤其擅长诊治心血管病。他结合临床实践研制了数种中药制剂，用于临床均取得理想治疗效果。

【辨证治则】肺气郁闭，导致声道不利可发为失音。治宜以宣利肺气、利咽开音为原则。

李某，男，40岁。3个月前因受风寒感冒及说话过多，突然咽哑、咽干不欲饮，胸闷憋气，胃脘胀闷，饮食不香，眠少，大便干结，形体消瘦。舌微红，苔薄黄，脉弦滑。西医诊断为急性喉炎；中医诊断为喉痹。

【处方】利咽开音饮加减：玉蝴蝶3g，凤凰衣3g，杏仁10g，桔梗6g，蝉蜕6g，枳壳10g，全瓜蒌25g，玄参10g，生甘草3g，炙麻黄5g，锦灯笼6g，蜂蜜（冲）1匙。

先将上药用水浸泡30分钟，再煎30分钟，每剂煎2次，将2次煎出的药液混合，分2次温服，每日1剂。经服6例，音嘶好转，说话咽痛。再用利咽开音饮加麦冬10g，续服6剂后，音嘶明显好转，又服10余剂，声音逐渐洪亮而愈。

◆解析

此方系董老之经验方，治疗急、慢性咽炎、声带小结、声带息肉等病所引起的失音。《灵枢经·忧恚无言》："喉咙者，气之所以上下者也。"会厌又名吸门，为声音之门户，其审证要点为：语声嘶哑，呈阵发性发作，常伴胸闷憋气，咽喉如物梗阻，舌红苔薄黄，脉弦细。方中玉蝴蝶苦寒入肝肺经，有润肺解郁通音之效，凤凰衣性平润肺开音，杏仁、桔梗、蝉蜕宣肺利咽；枳壳、全瓜蒌降气化痰；玄参、甘草润肺利咽。诸药相伍，共奏宣利肺气、利咽开音之效。

◆读案心悟

【引自】崔应珉．中华名医名方薪传·胃肠病．郑州：郑州大学出版社，2009.

第六章　急性气管支气管炎

急性气管支气管炎是由于生物性或非生物性致病因素引起的气管黏膜急性炎症，为一个独立病症，与慢性支气管炎不存在内在联系。本病属常见病，多发病，尤以小儿和老年人多见。多由上呼吸道病毒感染引起，受凉为主要原因，秋冬为本病多发季节，寒冷地区较多见，在流感流行时，本病的发生率更高。

患者起病往往先有上呼吸道感染的症状，如鼻塞、流涕、咽痛、声音嘶哑等。成年人受流感病毒、腺病毒和肺炎支原体感染可有发热，伴乏力、头痛、全身酸痛等全身毒血症症状　而鼻病毒、冠状病毒等引起的急性支气管炎常无这些表现。

中医古籍中无急性气管支气管炎病名，根据临床表现可归属于“外感咳嗽”“风温肺热”等范畴。

全洪元医案

【辨证治则】外感风寒所致咳嗽，为邪气壅肺，为实证，风寒入里化热，痰热壅阻。宜以化痰止咳、扶正祛邪治之。

李某，女，42岁。2008年10月28日初诊。患者外感风寒后咳嗽、咳痰，以刺激性呛咳为主，早期黄痰，自行予以抗病毒颗粒、维C银翘片及罗红霉素治疗，痰渐轻，量少，但咳声重，尤以夜间干咳明显，白日稍饮凉水或受风便可引发咳嗽，持续20余天。纳食欠佳，喜热饮，腹部畏寒，动则汗出，大便滞下不爽。舌质红，苔微黄腻，脉弦数。胸部正位X线示双肺纹理粗、乱。诊断为咳嗽（急性支气管炎）。

【辨证】肺气不畅，兼脾肺气虚。

【治法】以清肺化痰理气止咳为主，稍佐补益肺脾之品。

【处方】鱼腥草15g，杏仁9g，牛蒡子9g，知母9g，车前草12g，陈皮9g，浙贝母10g，冬瓜子12g，川厚朴9g，炒白术9g，全瓜蒌12g，桔梗10g，桑白皮10g。

7剂，水煎服，每日1剂，且配合双肺俞拔火罐1次。药后咳减，痰多易出，继以此方少佐补益脾胃、培土生金之药，治疗2周而愈。

◆解析

咳嗽的治疗应分清邪正虚实。该患者早期以祛邪利肺为治疗原则，可采用疏风、散寒治疗。但患者自行治疗，病情延误，又因体质偏弱，而使风寒入里化热，演变为内伤咳嗽，属邪实正虚，故以祛邪扶正、标本兼顾为治疗原则，在祛痰、清火的同时，要兼顾正虚，或养阴或益气为宜。咳嗽者，总因外感或风或寒

◆读案心悟

或热或燥为初始，而发病多与肌表不固、肺卫失守有关。现代工作生活节奏较快，多数患者每遇风寒或风热所致感冒，或咳嗽，便自行处理，以致病情变化，病机相对复杂，故外感咳嗽一般均忌敛涩留邪，当因势利导，使肺气宣畅则咳嗽自止；内伤咳嗽应防宣散伤正，注意调理脏腑，顾护正气。该方在临床应用中不论咳嗽是主症，抑或是兼症，鱼腥草、桔梗、杏仁和厚朴，为不可缺少之药对，每每应用，总能收效。

【引自】马丽.金洪元内科临床经验集.北京：人民出版社，2014.

张泽生医案

【辨证治则】本例咳嗽，咳不住声，咽痒作呛。病虽经月余，风寒外邪未除，仍需疏风散寒宣其肺气。

王某，男，50岁。1972年12月5日初诊。咳嗽1个月余，经多种药物治疗未效，咳嗽甚剧，连声不已，甚则气促，咽痒作呛，痰多色白，饮食尚佳，脉小滑，苔白而腻。中医诊断为外感咳嗽。

【辨证】此系风邪犯肺，肺气不宣。

【治法】治拟疏风宣肺，化痰止咳。

【处方】净麻黄5g，嫩前胡9g，白杏仁9g，射干3g，法半夏9g，陈皮6g，马兜铃6g，佛耳草9g。

1972年12月11日二诊：服药5剂，呛咳不已之势已轻，但自觉痰出咽喉寒冷如冰。脉细滑，苔白。肺经风寒久遏未除，增入温肺散寒之品。

【处方】净麻黄5g，川桂枝3g，桔梗5g，白杏仁9g，法半夏9g，广陈皮6g，鲜生姜2片，炙款冬花9g，佛耳草9g。

1972年12月16日三诊：呛咳大减，咳时喉间寒冷如冰之感亦解。唯晨间起床仍有断续咳嗽，吐出白黏痰后可以整天不咳。脉小滑，苔白腻渐化。风寒已除，肺气得宣，唯脾运不健，当佐以健脾助运，以杜生痰之源。

【处方】炒白术9g，炒紫苏子9g，川桂枝3g，法半夏9g，陈皮6g，嫩白前6g，炙款冬花9g，鲜生姜2片，佛耳草9g。

◆解析

咳嗽是肺部疾病的主要症状之一，其他脏腑有病，亦可累及肺而发生咳嗽，故《素问·咳论》有“五脏六腑，皆令人咳，非独肺也”之说。因肺为娇脏，不耐受邪，皮毛受邪，内合于肺，肺气上逆，则为咳嗽。暴病咳嗽，不外乎风寒、风热之邪犯肺，而以前者较多。张老经验，遇此等咳嗽，必用麻黄温肺以散寒邪，佐用前胡、桔梗、杏仁以增宣肺之功，配合陈皮、半夏燥湿化痰，寒重者复加桂枝、生姜。佛耳草性亦偏温，主要用于风寒咳嗽。初诊时曾佐以射干、马兜铃，射干开痰降逆泄热，马兜铃清肺止嗽，原意用以配伍温药，服后咳虽减而自觉咽喉寒冷如冰，故二诊即去之，可知用药贵在辨证。

◆读案心悟

【引自】张继泽，等. 张泽生医案医话集. 北京：中国中医药出版社，2013.

沈绍功医案

【辨证治则】患者素体肥胖，痰湿化热，外邪犯肺，致肺气不降，痰随气逆。故治疗以化痰除湿、宣肺止咳为原则。

金某，女，54岁。2001年12月4日（小雪）初诊。患者素体肥胖，活动量稍大则感气短。又因上感后咳嗽月余，伴咳痰，色白量多易咳，胸闷气短，无发热，饮食正常，小便调畅，大便稀薄，日行2～3次，先后服用通宣理肺丸、枇杷止咳露等药物，症状无改善，故来求治。检查：苔白腻，脉弦滑。两肺呼吸音粗，胸部X线片示两下肺纹理增粗，支气管炎改变。辨证：患者素体肥胖，动则气短，属脾虚痰盛之体质，故咳嗽咳痰，胸闷气短；溏为脾气虚弱，失于健运之象；苔腻脉弦滑为痰浊内蕴之征。病位在肺。诊断为咳嗽。痰浊闭肺，肺失和降证，中医诊断为外感咳嗽、支气管炎。

【辨证】证属痰浊阻肺，肺气失降。

【治法】健脾祛痰，宣肺止咳。

【处方】《韩氏医通》三子养亲汤加减：炒葶苈子10g，莱菔子10g，紫菀10g，款冬花10g，炙枇杷叶15g，橘红10g，桑白皮10g，杏仁10g，茯苓10g，炒白术10g，焦山楂、焦神曲、焦麦芽各30g，大枣3枚。

结果：上方每日1剂，水煎分2次服。连用7剂后，咳嗽咳痰明显减轻，唯感胸闷气短，动则尤甚，大便次数多，苔微腻。痰浊渐祛，肺脾气虚之征呈现，上方去葶苈子、莱菔子加生黄芪、山药、五味子以补气健脾。再服7剂咳嗽止，胸闷气短大减，改服参苓白术丸6g，每日3次，口服巩固，未再复诊。

◆解析

呼吸系统疾病见痰必先祛痰，而祛痰之主方为三子养亲汤。因痰浊有化热趋势，故沈老以葶苈子替代三子养亲汤中的白芥子、紫苏子，意在泻肺降气，祛痰止咳，炒用以防其苦寒，并加大枣缓其烈性，以防伤害脾胃；“脾为生痰之源，肺为贮痰之器”，治痰之源必健脾，合用茯苓、白术、焦麦芽、焦山楂、焦神曲，取培土生金之效。效不更法，守法易药加黄芪、山药等重在健脾以治其本。

◆读案心悟

【引自】韩学杰，等. 沈绍功验案精选. 北京：学苑出版社，2006.

岳美中医案

【辨证治则】 气管炎，咳嗽夜甚，喉痒胸闷，多痰，日久不愈，证属痰热壅肺之轻证。治宜清热润肺、止咳平喘。

患者，女，45岁。2001年11月12日因咳嗽、喘息4天入院。4天前因受凉后出现咳嗽，咳白色黏痰，咳痰不利，伴喘息，动则尤甚，胸闷乏力，吞咽不适，曾在门诊口服青霉素V钾、甘草片等药物治疗，咳嗽无好转，咳黄色黏痰，痰量中等，喘息胸闷，气促。胸部X线片诊断为急性支气管炎而入院。察其舌脉，舌红苔黄，脉滑数。中医诊断为外感咳嗽。

【辨证】 **咳嗽（痰热郁肺，肺失宣肃）**。

【治法】 宣肺清热，祛痰平喘。

【处方】 荆芥10g，前胡15g，白前10g，杏仁10g，贝母15g，化橘红10g，连翘15g，百部15g，紫菀15g，桔梗10g，甘草6g，苇茎30g。

每日1剂，连服3日，诸症大减。上方去百部，加瓜蒌仁12g。2剂，诸症获愈而出院。

◆解析

锄云止咳汤是由岳美中先生所创制。岳老认为“气管炎”是因感冒而起，故不可强制其咳，或“兜涩其痰”，以荆芥疏散积久之寒邪，再以前胡下气排痰，白前祛深部之痰，浙贝母、化橘红利咽化痰，杏仁、桔梗利肺排痰，紫菀、百部止咳润肺，甘草、连翘清热解毒，苇茎清热生津保肺。全方重在祛邪化痰，清肺生津，而达止嗽之功。故对气管炎所致的咳嗽咳痰或伴喘息的病例有较好疗效，对急性支气管炎较慢性支气管炎疗效为佳。临床如能

◆读案心悟

结合辨证早期应用，可提高疗效。

【引自】罗泽民．锄云止咳汤治疗支气管炎120例疗效观察．安徽中医临床杂志，2003，15（3）：213－214.

何林禄医案

【辨证治则】痰热壅肺证之急性支气管炎。故治疗以止咳平喘、化痰涤肺为主。

党某，女，38岁。1996年2月12日就诊，患者自述2周前因“感冒”后出现咳嗽、咳白色痰，伴鼻塞，流涕，咽痒等症状，经自服“速效感冒胶囊”等西药后，鼻塞、流涕等症状消失，但咳嗽、咳痰等症未减，特来门诊治疗。患者就诊时咳嗽，咳黄色稠痰、带有血丝，面红，气粗，舌红苔黄，脉滑数。听诊两肺呼吸音粗。西医诊断为急性支气管炎；中医诊断为咳嗽（痰热郁肺）。

【治法】清热宣肺，止咳化痰。

【处方】桑白皮汤加味：桑白皮（炙）、杏仁、黄芩、半夏、川贝母、桔梗、栀子、橘红、全瓜蒌各15g，鱼腥草60g，生大黄（后下）、甘草各6g。

水煎服，每日1剂，分2次服用。服药期间停用其他药物；忌食辛辣、戒烟、戒酒。1996年2月15日复诊，诉诸症大减，偶尔咳嗽，饮食不佳，上方去大黄，加焦麦芽、焦山楂、焦神曲各15g，3剂，水煎服后告愈。

◆解析

本方即古方桑白皮汤（《景岳全书》）加味而成，桑白皮、杏仁、半夏、川贝母止咳化痰，黄芩、栀子、鱼腥草清泻肺热，桔梗乃舟楫之药，导引诸药上及于肺。全方共奏止咳化痰、涤肺平喘之功。何林禄用桑白皮汤加减治疗急性支气管炎130例，结果痊愈87例、显效

◆读案心悟

41例，总有效率98.5%。

咳嗽、咳痰明显者，加橘红、炙百部各15g，全瓜蒌30g；伴喘息者，加地龙10g，蜜麻黄10g；胸腹胀满，不思饮食者，加焦麦芽、焦山楂、焦神曲各15g，枳实10g；伴气虚者，加党参12g，黄芪15g；兼风寒表证者加荆芥、防风各10g；兼风热表证者加桑叶10g，薄荷6g。

【引自】何林禄. 加味桑白皮汤治疗急性支气管炎130例. 陕西中医，1998，19（10）：437.

刘红跃医案

【辨证治则】外感之邪由表化热入里、致痰热壅肺之证。故当以宣肺生津、化痰止咳治之。

田某，女，28岁。于2001年3月4日初诊。诉2天前偶感风寒致咳嗽，咳吐白黏痰，量多不易咳出，咳嗽较剧烈，伴发热无汗，咽痛口干，鼻塞流涕，舌红苔黄，脉浮数。中医诊断为外感咳嗽。

【处方】清肺饮加减：金银花30g，连翘30g，薄荷（后下）10g，荆芥穗（后下）10g，前胡10g，白前10g，贝母10g，杏仁10g，桔梗10g，牛蒡子10g，桑白皮20g，黄芩15g，芦根30g，白茅根30g，甘草10g，羚羊角粉（代）（冲服）0.6g。3剂，水煎服，每日1剂，早、晚2次服用。

2001年3月7日二诊：已无发热，咳嗽减轻，咳吐白痰，量少，鼻塞、咽痛等症状减轻。又予瀛肺饮随症加减服用4剂。

2001年3月11日三诊：偶咳少痰，伴有症状消失。嘱其再服3剂以巩固疗效，咳嗽、咳痰等诸症消失而愈。

◆解析

方中金银花、连翘、薄荷、荆芥穗辛凉

◆读案心悟

解表而清风热；前胡、白前、桔梗、杏仁、黄芩、甘草、芦根宣肺止咳，清肺生津；川贝母、杏仁化痰止咳；白茅根清热凉血，先固未病之地，以防传变。综观本方，以辛凉清宣为主，其宣肺清热、化痰止咳之效显著，故治疗急性支气管炎有较好疗效。刘红跃用此方加减治疗60例，结果治愈38例，显效20例，无效2例，总有效率96.7%。

【引自】刘红跃．清肺饮加减治疗急性支气管炎60例．吉林中医药，2004，24（6）：24.

李国勤医案

名医小传

李国勤，男，中国中医科学院广安门医院主任医师，中国中西医结合学会呼吸病专业委员会副主任委员，中国中医药学会呼吸病专业委员会委员。毕业于上海中医药大学，行医30余年，师从沈仲奎老中医，参与冬病夏治哮喘膏的研制工作。在急诊科任主任期间，救治了数以千计的危重病患者。

【辨证治则】外感风邪，流于肺腑，痰湿内阻，导致咳嗽不止，故治疗以疏风解表、润肺止咳为主。

陈某，女，35岁。2005年12月26日初诊。自诉咳嗽2周，喉痒痛，咽干，在外院曾诊断为急性支气管炎。服过中、西药物未见好转，咳嗽时胸胁痛，痰少。舌边尖红，苔白稍厚，脉弦。中医诊断为外感咳嗽。

【辨证】证属外感咳嗽，余邪未清，有热象。

【治法】疏风清热，化痰止咳。

【处方】桔梗12g，荆芥6g，紫菀10g，炙百部12g，白前10g，甘草6g，陈皮8g。每日1剂，水煎分2次温服。治疗期间忌鱼腥及煎炸食物，并嘱多饮开水，保暖避风寒。

二诊：病有好转。方用止嗽散加减：荆芥10g，白前10g，桔梗8g，紫菀8g，杏仁8g，半夏10g，牛蒡子10g，百部10g，麦冬8g，蝉蜕10g，浙贝母10g，橘红8g，甘草3g，服药3剂而愈。

◆解析

止嗽散是清代医家程钟龄《医学心悟》一书中治疗咳嗽的方剂。止嗽散具有疏风解表、润肺止咳、顺气化痰之功效，因而是治疗外感咳嗽颇有良效的方剂。本方化痰宣肺止咳，并佐以疏散之品，以祛邪外出。方中紫菀、百部为君，二者均入肺经，味苦，性温而不热，润而不寒，功在止咳化痰，治咳嗽不分久新。臣以桔梗、白前，一宣一降，复肺气之宣降以增强君药止咳化痰之力。佐用橘红理气化痰；荆芥辛而微温，疏散风邪，祛邪外出，宣发肺气，开其闭郁，有启门逐寇之功效。甘草调和诸药，合桔梗又有利咽止咳之效，用为佐使药。诸药配合，可收宣肺止咳、疏风散邪之功效。本方药具有温而不燥、润而不腻、散寒不助热、解表不伤正的特点，正所谓“既无攻击过当之虞，大有启门驱贼之势”，堪称温润相济，升降相因。因本方具有较好的宣肺止咳之功效，故治疗急性支气管炎可取得良好的疗效。

◆读案心悟

【引自】高淑英，李国勤，边永君，等．止嗽散治疗急性支气管炎106例．光明中医，2006，21（12）：1.

第七章 慢性支气管炎

慢性支气管炎是由感染或非感染因素引起的气管、支气管黏膜及其周围组织的慢性炎症，为一常见多发病，根据我国现有的普查资料显示，患病率为2.5%～10%，平均患病率为4%，随着年龄的增长，患病率递增，50岁以上人群患病率高达15%或更多。本病流行与吸烟、地区和环境卫生等密切相关，吸烟者患病率远高于不吸烟者，北方气候寒冷，患病率高于南方。临床上以咳嗽、咳痰或伴有喘息及反复发作的慢性过程为特征，每年累计发作3个月以上，并持续2年或2年以上。在疾病进展方面，常并发阻塞性肺气肿，甚至肺源性心脏病。

本病相当于符合国家标准的中医病名咳病，亦属于咳嗽、喘证等病症范畴。其发病乃与外邪侵袭或内脏亏损有关。其病位在肺，影响及心、脾、肾；其病性为本虚标实，虚在肺、脾、肾，实在风、寒、热、痰、瘀，发作期一般以标实为主，缓解期以本虚为主。

施今墨医案1

【辨证治则】脾为生痰之源，肺为储痰之器，脾肺两虚，不能摄养，故咳嗽多痰。宜采用化痰止咳、润肺健脾的方法论治。

张某，男，45岁。10多年来咳嗽痰多，早、晚较重，每届秋冬为甚。近时眠食欠佳，大便不实。屡经治疗，效果不大，经西医检查，透视检验均未发现结核病变，诊断为慢性支气管炎。今就出差之便，来京就诊。中医诊断为咳嗽。

【治法】以补肺健脾为主。

【处方】炙百部、白前各5g，枇杷叶（布包）6g，半夏（布包）10g，川贝母6g，南沙参、北沙参各6g，炒远志10g，野白术10g，茯苓、茯神各10g，野党参10g，炙紫菀、炙化橘红各6g，炒杏仁6g，炙甘草3g。

二诊：服药6剂，咳嗽大减，食眠亦均转佳，二便正常，原方加玉竹10g，冬虫夏草10g。

三诊：服5剂后，咳嗽基本停止，返里在即。嘱将前方剂量加5倍研细面，炼蜜为丸，每丸重10g，每日早、晚各服1丸，白开水送服。并嘱其加强锻炼，防止外感。

◆解析

慢性支气管炎是由各种致病因素（如吸烟、大气污染等）和长期呼吸道的反复感染所引起的。其特点是慢性咳嗽、咳痰，清晨和傍晚为甚。病史在2年以上。施老治之，创宣、降、润、收

◆读案心悟

诸法辨证为治，最后常用气管炎丸巩固疗效。肺司呼吸，其主皮毛，形如华盖，以覆脏腑。外感之邪，首先犯肺而为嗽。内伤五脏六腑，影响及肺而为咳。外感之证，其来多暴。内伤之证，其来多缓。外感之咳，实中有虚。内伤之咳，虚中有实。临床必须审其新久虚实而施治。此例是为脾肺俱虚，初用延年紫菀散、四君子汤加味以治，继用丸剂收功。

【引自】吕景山. 施今墨医案解读. 北京：人民军医出版社，2009.

施今墨医案2

【辨证治则】痰浊见于久咳，由脾失运化水湿，肺失布散津液，反复发作。治宜化痰利湿，散寒止咳。

张某，女，29岁。1985年10月5日初诊。患者素有喘息性支气管炎，1984年冬感冒后，发病喘咳，每于感冒后发作，咳则胸痛，痰稠结、泡沫状，平素咽痒。现喘咳发作。查：舌红淡、苔少，脉关弦滑、尺沉弱。中医诊断为外感咳嗽。

【辨证】痰浊，肾虚，外感。

【治法】宣肃祛痰，健脾祛湿，散寒，止喘。

【处方】半夏15g，茯苓10g，陈皮5g，甘草10g，麻黄5g，桔梗10g，五味子5g，苏叶10g，生姜6g，地龙10g，瓜蒌15g，枇杷叶10g。每日1剂，1日2次，水煎分服。

10月10日二诊：咳止，喘减，尚有喉中嘶鸣。舌红淡干，苔少。脉较和缓，惟左寸浮洪。同前方3剂再服。

10月15日三诊：服药后，胸闷胀渐消，无喘，胸畅。无痰，气候变化、天转寒时，无明显反应，前药继续服。

◆解析

冬春重，早晚剧，胸闷，痰气上迫于肺，则痰气壅郁胀满。肺失宣降发喘。脾虚气无以化，不能资助于肺，脾肺气虚，湿聚生使，故痰多气须而喘。治以标本兼顾，方用二陈汤燥湿化痰为主，麻黄、桔梗开肺气之郁，五味子敛肺气之浮散，开合相辅，苏叶、生姜疏散风寒，瓜蒌清肺胃之热而化痰、开胸散滞，地龙清热活络而止喘，枇杷叶和胃降气而泄肺胃之热，以清凉与宣散为伍，使温行以除寒热结滞。

◆读案心悟

【引自】吕景山. 施今墨医案解读. 北京：人民军医出版社，2009.

康玉庄医案

【辨证治则】痰热壅肺型慢性支气管炎急性发作，治宜清热宣肺、化痰止咳。

苏某，男，68岁。2003年1月29日初诊。咳嗽、咳痰，反复发作12年。7天前因受凉咳嗽、咳痰加重，伴气促。曾用头孢曲松钠、利巴韦林、氨茶碱等治疗，效果不佳而来诊。诊视：神疲乏力，咳嗽，痰多，呈黄白色黏液，气促，呼吸28次/分，两肺呼吸音粗糙，可闻少许湿啰音，心率90次/分，律齐，未闻及杂音。白细胞计数12.5×10^9/L，中性粒细胞0.80。胸部X线片示两肺纹理增粗。诊断为慢性支气管炎急性发作。

【辨证】证属痰热壅肺。

【治法】治疗清热宣肺，化痰止咳。

【处方】金愈汤：麻黄10g，杏仁12g，赤芍15g，瓜蒌15g，半夏10g，蝉蜕10g，地龙15g，鱼腥草30g，蒲公英30g，黄芩10g，淫羊藿15g，黄芪15g，细辛6g，甘草6g。3剂。水煎服，每日1剂，分2次服。

二诊：咳嗽、咳痰减轻，仍气促. 舌苔变薄，原方加党参15g，麦冬10g，五味子6g，4剂。

三诊：咳嗽、气促基本消失，少量咳痰，舌质淡红，苔薄白稍腻，脉滑。继服5剂，症状消失，随访90天，未复发。

◆解析

金愈汤方中麻黄、杏仁、细辛宣肃肺气、温肺祛寒、止咳平喘；鱼腥草、蒲公英、黄芩、赤芍药清热解毒凉血；全瓜蒌、半夏化痰止咳；蝉蜕、地龙祛风止咳通络；淫羊藿、黄芪扶正祛邪；甘草补中、调和诸药。现代医学研究认为，慢性支气管炎是以中性粒细胞和巨噬细胞浸润为主的非特异性炎症，其基本病理是多种炎性介质的释放导致支气管平滑肌痉挛、黏膜水肿、腺体分泌增加、气道炎症及肺损伤等，并伴有免疫低下，微循环障碍等改变。金愈汤中，麻黄、赤芍药、地龙、蝉蜕可解除支气管痉挛；赤芍、地龙尚有改善微循环作用；瓜蒌、半夏、细辛抑制腺体分泌，促进痰液排出；鱼腥草、蒲公英对慢性支气管炎感染的病毒、细菌有不同程度的抑制作用；黄芩有抗炎、抗病毒、抗变态、抗氧化，保护损伤的肺等作用；淫羊藿、黄芪提高机体免疫力；甘草有皮质激素样抗炎作用。可见金愈汤具有解痉化痰、抗菌消炎、保护气道黏膜、增强免疫力、改善微循环等作用，从而达到治疗目的，值得进一步研究。

◆读案心悟

【引自】崔应珉．中华名医名方薪传·胃肠病．郑州：郑州大学出版社，2009.

乔玉川医案

【辨证治则】慢性支气管炎，采用宣肺化痰、止咳化饮、兼补肺肾方法论治。

陈某，女，49岁。反复咳嗽，气喘1年多。经常大便燥结，心慌，口干，头昏，有黏稠痰，曾在某医学院诊断为慢性支气管炎，连续几个月服中西药治疗，未能止住咳嗽。近1周来，又由于外感，使诸症加剧，并伴有胸痛。查体：慢性病容。脉象：右寸弦，舌质红苔黄厚。胸部X线片示两肺纹理增粗。中医诊断为咳嗽。

【处方】川贝母粉（加包兑服）10g，瓜蒌仁50g，百合20g，杏仁20g，冬虫夏草5g，麦冬15g，远志20g，紫苏子20g，白芥子20g，莱菔子15g，桑白皮20g，葶苈子20g，大枣4枚。

水煎服。除川贝母粉外，上药连续3次水煎后，取混合液1200mL，分早、中、晚、入睡前4次空腹服完，每次服300mL，送服川贝母粉，每日1剂。用本方连进4剂，诸症大减，再进3剂，咳停痰消，余症消失。随访18个月，未见复发。

◆解析

本方瓜蒌仁清热通便，川贝母止咳化痰，百合润肺清心，杏仁止咳平喘为主药；配紫苏子降气平喘，白芥子祛痰止咳，莱菔子消滞降气，葶苈子与大枣同用，扶正补脾，泻肺行水，桑白皮清热利水定喘，远志安神益智，化痰通窍，润肺生津，冬虫夏草滋补肺肾，益精化痰。全方有补有泻，有开有降，有润有化，补肺肾以固本，泻肺水以定喘，开肺气以宣

◆读案心悟

窍，润肺以燥清火，化痰以止咳。切中病机，不失为良方。所治28例咳喘俱消，访最短11个月未见复发。

【引自】崔应珉．中华名医名方薪传·胃肠病．郑州：郑州大学出版社，2009．

张镜人医案1

【辨证治则】本例患者素有喘疾夙根，感邪之后，外邪引动痰阴，留恋于肺，肺气肃降无权，痰热交阻，随气而逆上，咳喘频作，故治当清热化痰，降气平喘，以驱除外邪而复肺气肃降之权。

李某，女，65岁。1989年9月22日初诊。患者素有慢性支气管炎喘息病史，时值初秋，寒暖失常，咳嗽加剧，痰多泡沫黏稠，伴有气促，不能平卧，查：舌质淡红，苔薄腻，脉滑数，听诊两肺呼吸音较粗，可闻及散在哮鸣音，胸部X线透视示两肺纹理增粗，提示慢性支气管炎、肺气肿。中医诊断为咳嗽。

【辨证】证为痰热内阻，肺气肃降无权。

【治法】治当清热化痰，降气平喘。

【处方】炙桑白皮12g，炙紫苏子9g，杏仁9g，海浮石15g，旋覆花9g，炙款冬花9g，黄芩9g，佛耳草15g，生甘草3g，制半夏6g，炒陈皮6g，生白术9g，炙麻黄6g。取3剂，每日1剂，水煎服。

1989年9月25日复诊，患者自述药后咳嗽减轻，痰量减少，气促胸闷也有所减轻，但夜间仍有哮鸣，不能平卧，查舌苔薄腻，脉滑数，此乃高年肺肾两虚，痰热内阻，肺气失降，肾不纳气，拟在前方的基础上佐以补肾纳气之品。

【处方】炙桑白皮15g，炙紫苏子9g，旋覆花9g，海浮石15g，炙款冬花9g，佛耳草15g，杏仁9g，制半夏5g，白术9g，紫石英15g，补骨脂9g，香谷芽12g。

再取3剂，每日1剂，水煎服。药后咳喘均见减轻，夜间已能平卧，查两肺未闻及哮鸣音，胸部X线透视示慢性支气管炎、肺气肿。守方继续调治半个月，临床症状基本缓解。

◆解析

治宜做到方随证变巧用药。《丹溪心法·喘篇》指出："凡久喘之证，未发宜扶正气为主；已发则以攻邪为主。"方中桑白皮、黄芩、佛耳草清肺泄热；杏仁、制半夏、陈皮化饮除痰，痰除则气道通畅；紫苏子、旋覆花、海浮石、紫石英均具有平喘纳气之功。药证相符，方随证变，巧妙用药，所以治疗后症情渐见平稳，夜间哮鸣音消失而能平卧。盖治疗哮喘之疾，需按病情之轻重缓急而施治之，大凡"发则治上，缓则治下，在上治肺胃，在下治脾肾，未发宜扶正，已发则攻邪，若欲除根，必须坚持服药，倘一曝十寒，终无济于事也"。

◆读案心悟

【引自】张镜人．中华名中医治病囊秘·张镜人卷．上海：文汇出版社，2000．

张镜人医案 2

【辨证治则】患者痰饮素盛，秋冬气候转寒，易感外邪，咳嗽频作。治宜散风祛寒，润肺止咳。

许某，女，49岁。1982年3月18日初诊。主诉咳嗽痰多。咳嗽数载，每值秋冬频发，易感冒，近来咳嗽加剧，痰多浓稠，咽干，胸闷，大便带溏。苔薄黄，脉细滑。X线示慢性支气管炎。中医诊断为外感咳嗽。

【辨证】证属脾虚痰湿滋生，肺气失于宣肃。

【治法】治当肺脾同治，肃肺止咳以治标，健脾运中以杜痰。

【处方】桑白皮（水炙）12g，冬瓜子9g，甜杏仁9g，野荞麦根30g，款冬花（水炙）9g，炙百部9g，天竺子5g，佛耳草15g，生白术9g，白扁豆9g，茯苓9g，生甘草3g，炒山楂、炒神曲各9g，香谷芽12g。7剂。

以上方加减，治疗3周，咳嗽已止，浓痰明显减少，便溏亦结，X线复查（-）。

◆解析

盖“脾为生痰之源，肺乃贮痰之器”，本案肺脾同治，即标本同治之义。方中百部、款冬花、杏仁肃肺润肺，化痰止咳；白术、白扁豆、茯苓健脾助运以杜痰疾之根；桑白皮、野荞麦根、佛耳草清泄肺金之热。天竺子性平，酸涩味甘，具有肃肺止咳化痰之功效，久咳宜之，有文献记载，谓本品有毒，故剂量不宜过大。本例久咳治获佳效，足以证实“治咳当责之于肺，非独肺也”之说颇有临床实际意义。

◆读案心悟

【引自】张镜人. 中华名医治病囊密·张镜人卷. 上海：文汇出版社，2000.

李辅仁医案

【辨证治则】患者慢性支气管炎30余年，久病内有伏痰，加之外邪干涉，治疗宜润肺化痰，健脾平喘。

某患者，男，84岁。患者患慢性支气管炎30余年，诊断为肺源性心脏病，已7年，几乎一年四季均发作，影响生活和工作，平均每年住院达4～6次。临床表现为咳嗽，喘息，甚者难以平卧，咳大量泡沫痰，胸闷憋气，心悸，且易于感冒。2年前李老用射麻平喘汤治疗急性期，咳喘丸缓治方治疗缓解期，将两个方剂相结合进行调治。

【处方】射麻平喘汤：射干10g，炙麻黄3g，杏仁10g，生石膏30g，桑白皮15g，紫苏子5g，葶苈子10g，白芥子5g，紫苏梗10g，桔梗10g，橘红10g，鱼腥草15g，金银花20g，炙紫菀15g，甘草3g，用法为每日1剂，水煎服。

咳喘丸：冬虫夏草50g，百合50g，百部50g，鱼腥草30g，茯苓50g，款冬花30g，前胡50g，桑白皮30g，炒远志30g，半夏30g，南沙参50g，炙紫菀50g，杏仁30g，泽泻50g，川贝母30g，浙贝母30g，枸杞子50g，金银花50g，丹参50g。

共研为极细末，过箩去渣，水泛为丸，每日早、晚各服6g。

服药后病情明显缓解，生活质量大大改善，且很少感冒，2年以来仅住过1次医院。

◆解析

咳喘病当分缓急而治。咳喘病是上实下虚证，所谓“上实”就是痰饮内伏，肺之气道壅塞；“下虚”就是肾虚不纳气。慢性咳喘疾患的发病机制是“内有伏痰，加之外邪引动”，治疗强调“勿忘宣肺排痰，健脾化痰，以洁净肺之气道”，所谓内奸已除，则外贼难犯。在中医学“急则治其标，缓则治其本”的传统理论基础上，李老提出“缓则标本兼治”的原则。具体而言，治标“洁净肺之气道”，应从化痰瘀出发，治本“绝痰之源”，从健脾

◆读案心悟

化痰、补肾纳气入手。若一味补肺益肾健脾治其本，往往徒劳无功。扶正善于用黄芪、炒白术、防风、太子参、枸杞子等，平喘多用紫苏子、射干、炙麻黄，宣肺选用紫苏梗、桔梗、炙枇杷叶、炙紫菀、炙前胡、款冬花等，祛痰用橘红、贝母、炒远志。

【引自】李辅仁．平喘汤治疗支气管炎临床案例3则．中国中药杂志，2000，25（11）：701.

邢子亨医案

【辨证治则】风寒火燥之邪侵于肺经，发生咳喘。故治疗以润肺止咳、化痰补肾为主。

范某，男，36岁。1973年12月6日初诊。病已月余，喘咳痰多，息高气粗；说话时尤甚，张口纳气，言谈不续，气不顺接，胸憋，便干，舌燥少津，脉沉弦细。肾为生气之源，肺为司气之脏。肾不纳气则吸气不得下达而元气虚，脾肾虚则津液不能敷布而浊痰留贮于肺，肺气不得清肃而成痰饮咳嗽。肺气不利，所以息高气粗，咳嗽胸憋。肾不纳气，故张口呼吸。金水不生则津液不布而便干舌燥。中医诊断为咳嗽。

【治法】拟予宣肺、祛痰、纳气之剂。

【处方】炙麻黄5个，杏仁9个，白果仁9g，枳壳6g，橘红12g，半夏9g，紫苏子9g，桑白皮12g，旋覆花（包煎）9g，厚朴9g，炙紫菀9g，炙款冬花9g，枸杞子12g，山茱萸12g，炙甘草6g。

1973年12月10日二诊：吐痰已利，咳嗽稍减，纳气费力，又加辽沙参以补肺气，五味子以助纳气之力。

1973年12月14日三诊：喘咳渐好，吸纳亦顺，大便已不干，食欲稍增，言谈时已能接续，精神亦好。再用麦味地黄汤加止咳化痰药善后。

◆解析

《难经》谓："呼出心与肺，吸入肾与肝。"呼出之气发于胸中，吸入之气纳于下焦。上下之气相交，升降之机通畅，痰饮不阻，则肺气宣降而无咳喘之病。故治疗咳喘当注意痰阻胸中肺气不利之因。如肾气不虚，虽咳喘尚可纳气，若肾气亦虚即吸气难以下纳，因而气短更甚。致成咳喘之因很多，外感，内伤均可发生。《素问·咳论》云："五脏六腑皆令人咳，非独肺也。"若无痰饮留阻，多是短暂之病，如咳喘日久不愈，多为外感之邪并痰饮而为病。前人谓："脾为生痰之源，肺为贮痰之器，肾为元气之根。"此三脏与痰饮咳喘之病关系最大。所以治久病咳喘，理肺化痰为治标，补肾健脾为治本。治标需兼顾本，治本亦当理标，当视其病情缓急，施以适当治疗。前人"初病治肺，久病治肾""实喘治肺，虚喘治脾肾"的经验，颇有参考价值。若病久失治，损伤脏器功能，即成难治之病。

◆读案心悟

【引自】邢子亨. 邢子亨医案. 太原：山西人民出版社，1982.

李昌达医案

【辨证治则】肺阴虚，金不生水，以致肾阴亦虚。肾阴虚，水不涵木，肝阴亦亏。宜用养阴固肾，健脾宣肺之中药治之。

黄某，女，17岁。1975年4月6日初诊。其母代述：病人咳嗽已3年，前2年不甚厉害，未引起注意。近1年以来，咳嗽加剧而去某医院治疗，诊断为慢性气管炎。现症：形瘦，咳时喉间干痒，痒则必咳，咳甚则汗出而胸胁引痛，少痰，若遇感冒，则咳嗽更剧。平时大便干燥难排，常引起痔出血。嗜食辛辣厚味及油炸煎炒之物，特别嗜食海椒。诊查：脉沉而有力，舌质红，无苔。中医诊断为风温咳嗽。

【辨证】为肺肾阴亏。

【治法】拟养阴生津，肺肾并治。

【处方】沙参麦冬汤加减：沙参15g，麦冬24g，桑叶9g，生地黄31g，玄参31g，百合15g，款冬花9g，橘络6g，旋覆花6g，紫菀15g，甘草3g，黄芩9g。

1975年4月9日二诊：病人服上方2剂后，喉痒减轻，因而咳的次数有所减少，胸胁痛亦减，大便已较前易解。因慢性病宜以丸药缓之，上次用汤剂，意在侦察病情，既见小效，当在原方基础上，加以调整，研末为蜜丸，长服取效，并嘱其戒食辛辣香燥之物。

【处方】沙参31g，麦冬31g，百合62g，款冬花31g，玉竹62g，生地黄62g，玄参62g，黄芪31g，枸杞子31g，贝母31g，五味子31g，杏仁31g，紫菀31g。

上药共碾细末，用鲜枇杷叶（刷去毛）500g，熬浓汁加炼蜜为丸，每丸重9g，每日早、晚各服1丸，感冒停服，感冒愈后续服。

病人服3剂后，咳嗽完全停止，大便通畅，胸胁痛亦消失，故去贝母、紫菀，加黄芪93g，怀山药62g，神曲31g，再予2剂。

1979年5月，其母因病来我处就诊，说其女咳嗽愈后，迄今将近4年未见复发，且身体长得好，也未患其他疾病。

◆解析

病人脉沉有力，沉为在里，有力属实。舌质红为营分有热。咳时喉间干痒，痰少咳艰，乃肺阴不足，肺燥，有火。胸胁为足厥阴之分野，故咳时胸胁引痛。阴损及阳，表气不固，故咳甚则汗出，而近6个月来容易感冒。由是观之，病者属于肺肾阴亏，虚中有

◆读案心悟

实，故在治疗上用养阴生津，肺肾并治，兼顾其实的办法。方中沙参、麦冬、百合、桑叶清补肺阴，生地黄、玄参补肾阴，配伍麦冬，即为增液汤，有润肠通便之功。百合配款冬花，为百花丸，乃治慢性咳嗽之良药。加紫菀之温润，则止咳之力更著。黄芩清肺、肝之火，橘络、旋覆花通络止痛，祛痰止咳。药既中的，即在原方基础上，加黄芪补气固表止汗，加玉竹之润，补阴之中兼以补阳，加枸杞子、五味子增强固肾之力，且五味子功能敛肺止咳，加杏仁降肺止咳祛痰，既协助增液汤通润大便，又协助百花丸祛痰止咳；川贝母润肺化痰且能清热。药切病机，故3剂而咳嗽止，去贝母、紫菀。此时阴亏现象基本恢复，故加重黄芪用量，同时加用补脾胃、益肺肾、气阴双补的山药，并加神曲运化药力。病人久咳能够治愈，4年未复发，药物的作用只是因素之一，而病家能遵医嘱认真戒除有害的饮食习惯则具有特别重要的意义。

【引自】李昌达. 疑难杂病治验录. 北京：学苑出版社. 1997.

顾兆农医案

【辨证治则】脾不健运，液不化津成饮，肺不通调，水液聚留成饮而致病。治则和中健脾，化痰止咳。

朱某，女，64岁。1982年10月26日初诊。素日咳喘多痰，冬时遇冷则发。近因劳作汗出，不慎薄衣感寒，以致冷热、咳嗽、咳痰、喘促诸症齐作。经检查以“慢性支气管炎并感染肺气肿”收住院。住院当日以青霉素400万U静脉滴注，连用5天后，诸疾均瘥，唯咳痰反见加剧，每至黎明，胸膺憋闷，不得平卧，喉声辘辘，频频咳痰，2小时内痰量竟达半碗。嗣后，胸闷渐减，仅有轻咳，但次日病发如故。现已经时至6天，晨晨如是，病人非常痛苦，以至晚睡望夜不尽，恐惧鸡鸣天晓。临床曾多方设法，并投小青龙汤多剂，均不应，特请会诊。症见形瘦神疲，面略浮肿，咳嗽气短，动则汗出，心胸微冷不舒，痰液纯白，质稀如水，泡沫甚多，脘腹胀满，纳呆恶心，口淡无味，大便质薄，小溲清长。舌苔水腻，脉沉弦。中医诊断为咳嗽生痰。

名医小传

顾兆农，著名老中医，行医数十载，尤对内、外科病症治法独特，经验丰富。他早年受业于上海已故名医吴秉卿，深得先师真传。顾老平生谦虚谨慎，勤思好学，注重前贤之说，善于博采众家之长，在临床实践中，积累了极为丰富的临床经验。他的典型病案、施治经验、学术观点及医论医话都收集在《顾兆农治验详析》里。

【辨证】此系津液不化，寒饮停肺。

【治法】治当通阳温化，消痰祛饮。

【处方】桂枝10g，干姜6g，细辛1.5g，五味子10g，清半夏10g，橘红9g，茯苓12g，白芥子12g，莱菔子9g，紫苏子12g，甘草9g。3剂。

1982年10月30日二诊：上方首剂，痰量约减其半，连用3剂，咳、喘、痰俱平。现神疲乏力，纳食不香，虚汗较多，畏风怕冷。大便稀薄。舌质淡，苔水腻，脉缓弱。饮邪已去，标证得解，急当健脾培中，补肺固表，以强其本，防其复发。

【处方】桂枝9g，白芍15g，白术12g，茯苓12g，黄芪15g，防风6g，甘草6g，生姜2g，大枣5枚。3剂。

二诊之药进后，颇感舒适，一连五诊，固守原方，先后服15剂，诸恙渐退以至消失，精神逐渐复元。遂嘱其勿过劳，免风寒，注意自身摄养。旋即出院。

◆解析

痰与饮皆系津液所化。稠浊者为“痰”，清稀者为“饮”，二者本同而标异。本证所见，

◆读案心悟

当以饮邪为主。病人原有咳喘痼疾，痰饮内停于肺系。今复受邪气侵袭，风寒外伤于皮毛，外寒内饮相引，互相助虐为害。故出现冷热、咳嗽、咳痰、喘促诸症。依理，此是小青龙汤散表蠲饮的对应之证，然入院抗感染治疗5天后，且寒热已去，表证已罢，但在外寒邪反渐入内，复与饮邪相搏，其疾势有所转变，病机已有转折。此际，投小青龙汤显不合拍，临床用之不效，当责之错误时机。会诊证见之要，一是病邪在于饮，二是病时发于旦。饮邪从何而来?脾不健运行湿，肺不通调水道故也。两饮复加，与寒相结，渍于肺系，随咳而出，故痰液纯白清稀而杂泡沫；病发何以在旦时?夜阴而昼阳，夜静而昼动故也。入夜主阴主静，寒饮留积不行，日旦阳复气动，起而奋力逐邪外达，故天晓即病作一时，且痰液顿出而量多。然脾胃终未健，寒邪终未化，已成之饮随咳而去，未成之饮新又复生，病源不清，饮邪自难尽消。故其患病发，晨晨如是也。鉴于上理，首方取小青龙汤半剂（桂枝、干姜、细辛、五味子）祛寒蠲饮，再合二陈汤燥湿化痰，又并三子养亲汤消痰顺气。组方之意，务求已成之痰饮涤除净尽，未化之津液暂不成饮。甚喜药不负望，效随人愿，连进3剂，饮消症减。虽然初诊下药，效如桴鼓，然毕竟其为治标之法，不宜常用。故二诊返故其本，即更其方。析其方义，药理有三：其一，桂枝伍茯苓，温阳化水，白术伍甘草，燥湿培土，此系《金匮要略》之“苓桂术甘汤”，用药之旨，在于强脾；其二，黄芪合白术，扶正补气，黄芪合防风，固表止汗，此系《世医得效方》之“玉屏风散”，用药之旨在于补肺；其三，桂枝配白芍，调和营卫，再佐姜、枣、甘草，助卫和中，此系《伤寒论》之“桂枝汤”，用药之旨在于御表。三方合于一剂，上可补益肺气，中可健运脾土，外可固密腠理，唯图内饮无从生，外邪不可乘，以期根除沉疴。此实乃深谋远虑之求本，用治，而其择药组方之妙，更是令人神往。

【引自】顾兆农，等. 顾兆农医案选. 西安：陕西科学技术出版社，1988.

乔保钧医案

【辨证治则】脾虚日久，土不生金，痰湿内蕴，肺失宣肃而致病。治宜以培土生金，益气宜肺为主。

杨某，男，55岁。1984年4月14日初诊。患者自1965年始，常脘腹撑胀，时轻时重，1975年X线检查示胃下垂12cm。1976年患支气管炎，常年咳嗽，久治不愈。近年来，咳嗽频作，甚则呼吸困难，屡经氨茶碱、异丙肾上腺素（喘息定）等治疗未能根治。刻诊：咳嗽、喘促，胸部憋闷，不能平卧，动则加剧，出虚汗，咳吐少量泡沫样痰，纳呆、腹胀，食而不化，畏寒肢冷，大便稀溏，小便频。症见喘息气粗、张口抬肩；舌质暗红，苔白腻，脉沉弦缓。中医诊断为咳嗽。

【辨证】肺虚及肾，肾不纳气所致。

【治法】健脾益肾。

【处方】生黄芪20g，党参13g，白术10g，茯苓30g，桂枝5g，附子5g，枳壳9g，陈皮13g，半夏9g，杏仁9g，桔梗9g，川厚朴9g，山药15g，炙甘草20g。5剂，水煎服。

1984年4月26日二诊：上药5剂，腹胀渐消，哮喘渐平，饮食大增；适逢变天受凉，上症复作。查：舌质暗红、苔薄日，脉沉滞。上方既效，守方继用。

1984年5月4日三诊：上方继用7剂，咳止喘息，唯纳差、腹胀；查：舌暗红，苔薄黄，脉沉无力。治以健脾和胃为主，兼以宣肺益肾。

【处方】党参9g，白术9g，茯苓30g，陈皮9g，半夏9g，广木香9g，槟榔9g，砂仁9g，杏仁9g，川厚朴9g，川贝母10g，山药10g，山茱萸10g，炙甘草6g。上方继用10余剂，诸症悉除。追访至1996年冬季安然无恙。

◆解析

本案素患腹胀旧疾，脾土虚衰，土不生金，肺气虚馁，加之痰湿内蕴，气失宣肃，故咳嗽、哮喘、呼吸困难，咳吐痰涎；肺主表，肺虚则卫外不固，故出虚汗；肺病日久，母病及子，则肾虚，故见小便频多、呼多吸少等摄纳无权的病症。可见，本病经历了由脾及肺及肾的病理演变过程，症状之标在肺，病机之本，责于脾肾。其治，在化痰除湿、宣利肺气的同时，着重益气健脾，培土以生金，温阳益肾，使子旺母实，本而标之，获效甚著。

◆读案心悟

【引自】乔振纲.乔保钧医案.北京：北京科学技术出版社，1998.

祝谌予医案

【辨证治则】慢性支气管炎，证属痰浊阻肺，外感风寒，肝肺郁热。治宜以化痰肃肺、散寒平喘、平肝解痉为主。

刘某，男性，66岁。1994年10月17日初诊。反复咳喘3年，再发1个月。患者近3年来每发则喘憋，呼吸困难，持续数日，经抗感染、止咳平喘化痰西药治疗可缓解。今年9月初感冒后咳喘再发，夜间不能平卧，遂到我院内科急诊。查体：双肺可闻及广泛哮鸣音，胸部X线片示双肺下纹理增厚，诊断为慢性喘息性气管炎合并肺部感染。经予以静脉滴注青霉素、阿米卡星（丁胺卡那霉素），口服氨茶碱、沙丁胺醇（舒喘灵）等治疗10天，症状缓解而返家。但咳嗽、咳痰、喘憋时有反复，求治于祝老。现症见：体形颇丰，咳嗽时作，咳吐白痰、量多。夜间喉中痰鸣，喘憋不得平卧。唇暗，胸胁闷胀，口干不思饮，大便干燥，口舌暗红，苔黄腻，脉弦滑。中医诊断为咳喘。

【处方】五子定喘汤、三拗汤合逍遥散加减：紫苏子（炙）10g，莱菔子10g，白芥子3g，葶苈子10g，杏仁10g，麻黄（炙）3g，甘草（炙）5g，黄芩10g，柴胡10g，薄荷10g，当归10g，白芍30g，茯苓10g，白术10g。每日1剂，水煎服。

治疗经过：服药7剂，咳喘遂平，痰量减少，夜能平卧，大便通畅。仍口干少痰，舌暗红，苔白，脉弦细。首方去麻黄加桔梗10g，再服14剂，诸症均愈，随诊2个月未发。

◆解析

举凡咳喘证皆因肺停痰浊、表寒外束，若偏表寒重者，祝老常用仲景小青龙汤法治疗；偏痰浊重则以五子定喘汤合麻杏石甘汤去石膏加黄芩法治疗。如兼痰浊化热，又酌加桑白皮、鱼腥草、连翘等清热泻肺之品。祝老认为，咳喘一证病位在肺，但其因在肝，肝失疏泄，气机逆乱，阻塞气道，常见胸闷憋气，两胁胀满之证。本案患者因受凉后出现咳喘，咳白黏痰，当用三拗汤；咳吐白痰量多，夜间喉中痰鸣，喘憋不得平卧，说明痰浊阻肺，当用五子定喘汤；胸胁闷胀、唇暗，脉弦滑显为肝肺郁滞之象，当用逍遥散。今诸

◆读案心悟

症同见，故用五子定喘汤加三拗汤合逍遥散加减治之。

之所以数方合用，数法并施，实因病机复杂，非一法一方所能奏效。本案辨证精确，组方严谨，可师可法。

【引自】董振华. 祝谌予临证验案精选. 北京：学苑出版社，2007.

路志正医案

【辨证治则】患者高热虽去，阴津已伤，痰涎蕴热。故治疗以养阴生津，化痰平喘为主。

名医小传

路志正，中国中医科学院主任医师、教授、全国老中医药专家学术经验继承工作指导老师、“首都国医名师”。1939年，他从医校毕业后，开始悬壶乡里；1950年以后在原卫生部中医技术指导科工作。医学代表作品有《中医临床资料汇编》《 中医症状鉴别诊断学》《医论医话荟要》等。

于某，女，76岁。于2000年2月16日“因咳喘反复发作30余年，复发并加重15天”就诊。患者既往有慢性支气管炎病史30余年，15天前受凉后复发，出现高热、胸痛、咳嗽、喘憋，在某医院诊为“慢性支气管炎并双下肺感染”住院2周，经用抗生素及支持疗法输液治疗后，热退咳轻，唯喘息不减，遂来就诊。刻下：自述喘憋胸闷，气短懒言，心悸痛，夜不能卧，咳轻痰少，口苦喜饮，食欲缺乏，耳鸣耳聋，夜间四肢肌肉抽动、疲乏无力，大便干，3日未行，小便短少，舌干红无苔，脉沉涩结代。血压150／90mmHg，呼吸25次/分，脉搏129次/分，体温36.5℃。患者面色晦暗无光泽，喘息不止，张口抬肩。颈静脉怒张，桶状胸，听诊双肺均可闻及喘鸣音，肺底细湿啰音。心音强弱不一，心律失常。双下肢轻度浮肿。心电图示快速心房颤动，心室率129次/分，T波改变。

【辨证】证为肺肾阴虚，痰涎壅盛。

【治法】拟养阴清肺，定喘化痰。

【处方】太子参10g，南沙参15g，麦冬10g，桃仁、杏仁各10g，百合15g，僵蚕6g，胆南星6g，地龙12g，白芍15g，川贝母9g，枇杷叶15g，紫苏子12g，葶苈子10g，甘草（炙）6g。7剂。

二诊：自述喘憋明显减轻，仍有轻度气短，偶有心悸，耳鸣耳聋，食欲差，口干喜饮，舌红少苔，脉沉涩。听诊：双肺散在少量喘鸣音，双肺底细湿啰音，心律齐。心电图示窦性心律，偶发房早。

【处方】太子参10g，南沙参15g，麦冬10g，僵蚕6g，胆南星6g，地龙12g，白芍15g，川贝母9g，枇杷叶15g，葶苈子15g，甘草（炙）6g，五味子4g，枸杞子12g，何首乌（制）12g。7剂。

三诊：患者面色润泽，神清气爽，自述喘消气平，胃纳佳，唯耳鸣腰酸未去，继服六味地黄丸调理。

◆解析

喘证不外实喘和虚喘。本例患者当属虚喘，但其虚不以气虚为主，而以阴虚为主。究其原因，一是热盛伤阴；二是年逾古稀，肾精已亏，心肺之阴失其充养；三是住院期间所用抗生素损伤阴津。故一诊以养心肺之阴为主以治本，辅以清肺定喘以治标。方中以太子参、沙参、麦冬、百合、川贝母、白芍养阴润肺，以枇杷叶、杏仁、桃仁、地龙、僵蚕、胆南星、葶苈子、川贝母定喘化痰，甘草化痰并调和诸药。二诊喘息已平，加入滋养肾阴之枸杞子、何首乌、五味子，补肾纳气以定喘，图缓治本，以防复发。三诊以六味地黄丸善后。本案症情特殊，路老治疗颇有章法，值得研究。

◆读案心悟

【引自】高新彦.古今名医医案赏析.北京：人民军医出版社，2003.

王行宽医案

【辨证治则】痰热内蕴型慢性支气管炎，故当以清热化痰，扶正祛邪治之。

周某，女，53岁。2003年7月1日初诊。患者咳嗽数年，咳痰清稀，间有黏痰，伴胸闷，动则气促，喉中痰鸣，口微干，纳食不馨，大便偏干，舌淡红苔薄少，脉小弦滑。西医诊断为慢性喘息性支气管炎并感染；中医诊断为咳嗽。

【辨证】肺气虚弱，气道涩滞，肺管不利。

【治法】拟补肺益气，清化痰热，佐以清肝以宁肺金。

【处方】白参10g，黄芪15g，炒栀子8g，诃子10g，瓜蒌皮10g，海浮石15g，炙麻黄5g，炒葶苈子10g，杏仁10g，法半夏10g，白芥子4g，射干10g，炒莱菔子8g，紫菀10g，炙甘草5g。7剂。

二诊：服药后咳嗽明显减轻，喉中痰鸣已消，大便日排1～2次，无明显头晕、头痛，动则气短犹著，口干思饮，纳食一般，舌淡红少苔，脉小弦滑，再以原法出入，佐以平肝之品使肝不乘肺。上方去栀子、射干、莱菔子，加天麻10g，白蒺藜10g。10剂。

三诊：久咳、哮证之疾，两经从肝治肺，咳喘曾臻于缓解，近日因炎暑酷热吹空调而受冷，致使风邪侵袭肺卫，故症见流涕，咽微痛，咳嗽痰少，幸者未见喉中喘息。示前治法稳固，舌淡红苔薄，脉缓弱。拟改从肝肺并治，略加益气扶正之品。

【处方】柴胡10g，当归10g，白芍10g，白术10g，茯苓10g，黄芪10g，防风8g，陈皮10g，炙麻黄5g，杏仁10g，炒葶苈子10g，紫菀10g，法半夏10g，炙甘草5g。10剂。

◆解析

喘息之症，其因甚多，病情变化亦甚复

◆读案心悟

杂，但治疗之法不外乎未发时以养为主，既发时以祛邪为先。临床切须辨明邪正消长，分清主次，灵活用药。本案以标实为主，故方中以咳血方清肝宁肺，葶苈子泻肺平喘，紫菀、杏仁、法半夏、射干清化痰热，白芥子、莱菔子降气平喘，白参、黄芪补益肺气，在大量祛邪药中少佐扶正之品，使邪去而正不伤。而加麻黄何也?盖郁火宜发，发则火泄而喘停，不然，但事苦寒则火无从泄，必遭冰伏内闭之虞。

【引自】周德生.王行宽杂病治肝经验集.北京：中医古籍出版社，2005.

第八章　肺炎

肺炎是肺实质的炎症，可由多种病原体引起，如细菌、病毒、真菌、寄生虫等，其他如放射线、化学、过敏等因素亦可引起肺炎。在多种病因中，细菌性肺炎最常见，约占肺炎的80%。在院外感染的肺炎，已往致病菌约90%为肺炎球菌。近二三十年来，由于抗生素的广泛应用，致病菌发生很大变化，但仍以肺炎球菌为主，约占40%，其余还有金黄色葡萄球菌、嗜肺军团菌、流感嗜血杆菌、肺炎克雷伯杆菌。在非细菌感染中，病毒性肺炎、支原体肺炎很常见，后者约占成年人肺炎的20%，在密集人群中可高达50%。近年肺真菌病发病率亦逐渐上升，如白念珠菌、曲菌等感染。

本病中医称“肺热病”“肺炎喘嗽”等，如《素问·刺热篇》说：“肺热病，先淅然，厥起毫毛，恶风寒，舌上黄，身热。热争则喘咳，痛走胸膺背，不得太息，头痛不堪，汗出而寒。”《麻科活人全书·咳嗽》说：“肺炎喘嗽，以加味泻白散去人参、甘草主之。”

张泽生医案

【辨证治则】恙属风温之邪，内蕴肺胃，表邪未解，里热已甚，治宜清热解表，化瘀止痛。

张某，男，45岁。1976年4月27日初诊。发热恶寒、咳嗽胸痛2天，在单位医务室治疗给服四环素，肌内注射庆大霉素，发热未退，咳嗽胸痛加剧。听诊：左下肺呼吸音减低，可闻及湿啰音。查血常规：白细胞计数2.19×10^9／L，中性粒细胞0.97，淋巴细胞0.03。X线胸透：左下肺片状阴影。刻诊：身热不退，体温40.6℃，咳嗽胸痛，呼吸气促，脉浮数，舌苔黄腻。痰热内蕴，病情急骤，慎防逆传心包。中医诊断为肺炎咳嗽。

【治法】予清宣肺热，透邪外达。

【处方】麻杏石甘汤加味：净麻黄3g，白杏仁9g，生石膏（杵，先煎）30g，生甘草6g，金银花15g，连翘9g，葶苈子9g，川黄连3g，金荞麦30g，活水芦根30g。上、下午各服1剂。

5月2日二诊：左下大叶性肺炎，服中药麻杏石甘汤加味，发热已退，气喘亦平。唯咳嗽仍甚，痰多胸闷，口干饮水不多，两目珠发黄，小便短赤。脉濡数、偶有结代，舌质偏紫，舌苔黄腻。风温之邪初解，痰热蕴结尚盛，兼夹湿邪。再拟清化痰热，佐以渗湿方。

【处方】麻黄3g，白杏仁9g，生石膏（杵，先煎）30g，连翘9g，黄芩9g，生薏苡仁15g，通草3g，滑石15g，茵陈15g，赤小豆12g，金荞麦30g。

1976年6月1日三诊：发热已退清，咳嗽亦减。昨日复查血常规：白细胞计数7.6×10^9／L，中性粒细胞0.73，淋巴粒细胞0.27。复查X线胸透：左下肺仍见片状阴影。仍从前法论治。

按上方续服3剂后，去生石膏、麻黄，加瓜蒌皮、丝瓜络、贝母等继予调治。

1976年6月11日四诊：内蕴痰热渐得清化，咳嗽已止，黄疸亦退。惟左胁吸气时隐痛，经X线胸透复查示左下肺炎已吸收，左膈部分粘连。舌苔糙黄。

再予以肃肺和络，以善其后。

【处方】当归须5g，大白芍9g，冬瓜子12g，煅瓦楞15g，延胡索9g，广郁金9g，炒枳壳9g，红花9g，紫降香6g。

◆解析

本例风温犯肺，肺卫失宣，先用抗生素，发热未退，咳嗽胸痛，经X线胸透为大叶性肺炎。初诊时热壅于肺，肺失清宣。风温之邪尚在卫气之间，即用麻杏石甘汤宣肺泄热。取麻黄、杏仁宣开肺气，石膏辛寒，与麻黄相配以清泄肺中邪热，合金银花、连翘清热宣透。二诊时，证兼湿热交阻，外发肌腠，出现黄疸，即加麻黄连翘赤小豆汤合茵陈。取麻黄发越其表，促其黄从外透，茵陈、赤小豆、薏苡仁、通草、滑石清热利湿。使湿邪分消，得有外出之机。黄疸退后，胁痛明显，乃属病后络脉瘀阻，而用当归须、延胡索、郁金、瓦楞子、紫降香理气活血、化瘀止痛而收全功。

◆读案心悟

【引自】张继泽，等. 张泽生医案医话集. 北京：中国中医药出版社，2013.

沈其霖医案

【辨证治则】风温夹湿之证，故治疗以利湿化痰，清热解毒为原则。

李某，男，43岁。2003年6月6日初诊。患者咳嗽、胸痛1年余，经胸部X线片、CT等检查，诊为间质性肺炎，反复住院3次，输注氨苄西林、头孢唑啉等药物均无明显疗效，他处服中药治疗亦罔效。刻诊：阵作剧咳，直至咳出少量白色泡沫痰，咳嗽方止，每日阵咳10余次，伴胸痛，胸部满闷不适，气紧，汗多，饮食、二便如常。舌质红，苔白厚腻，脉弦细。中医诊断为肺炎咳嗽。

【辨证】诊为肺燥咳嗽兼脾湿内蕴、气机不畅。

【治法】治以润肺理气化痰，清热除湿。

【处方】清润化解汤：南沙参30g，黄精30g，黄芩30g，连翘30g，金银花30g，赤芍30g，枳壳15g，浙贝母15g，甘草10g，鱼腥草50g，桑叶15g，草豆蔻12g，香附15g，旋覆花15g。

每日1剂，水煎分3次服。7剂为1个疗程。忌食辛燥腌卤食物及高蛋白、植物油等。

2003年6月21日再诊：阵咳次数明显减少，咳痰易出，已不气紧，胸微痛，汗出仍多，舌暗红，苔前薄后厚乏津，脉细。仍遵前法，原方去草豆蔻继服。15天后来诊，仅微咳，背部偶感疼痛，余无不适，前方继进15天，诸症悉除，复查胸部X线片已无异常。

◆解析

中医学通常将间质性肺炎归属“咳嗽”范畴进行辨证论治。业师李孔定教授根据本病临床所见，认为本病多属中医学“风温夹湿”之病，其来也速而热重，故属风温；其去也缓而舌腻，故云夹湿。然风温之邪，延日即去，后遗肺燥脾湿之证则难速已。此时治当清热润肺、化湿解毒，因而创立清润化解汤治疗。清润化解汤以南沙参、黄精、浙贝母润肺解燥；黄芩、金银花、连翘、鱼腥草清热解毒；枳壳行气，赤芍活血，使气机调畅，有利湿毒之化解；黄芩苦燥，鱼腥草清利，有利湿毒之排除。临床观察表明，本方对于解除间质性肺炎的临床症状、促进肺部炎症吸收、改善肺功能具有明显作用。

◆读案心悟

【引自】吴大真.名中医呼吸科绝技良方.北京：科学技术出版社，2009.

朱英伟医案

【辨证治则】热毒攻于肺，导致疮疡肿毒初起。治宜清热解毒，消炎止痛。

蔡某，男，48岁。咳嗽，发热，胸痛3天，体温40℃，口干咽燥，便干，尿黄，舌质红紫，苔黄腻，脉滑数。肺部听诊，右下肺可闻及湿啰音，胸部X线片示右下肺炎。实验室痰检排除肺结核。中医诊断为肺炎咳嗽。

【处方】金银花30g，穿山甲（代）20g，防风10g，白芷12g，当归10g，陈皮10g，贝母10g，黄芩10g，皂角刺20g，天花粉15g，甘草5g，桑白皮12g，桔梗12g，瓜蒌15g。

每日1剂，水煎服。服药2剂后，体温降至38℃，胸痛、咳嗽减轻，再服3剂后，体温降至正常，咳嗽、胸痛缓解。再服5剂后，症状消失。胸部X线片示肺部炎症吸收，痊愈出院。

◆解析

仙方活命饮为中医外科常用方剂，用于治疗一切疮疡，号称外科主治疮疡之首方。《名医方论》称此方为疡门开手攻毒之第一方也。

“仙方活命饮”药物组成：金银花、防风、白芷、当归、陈皮、穿山甲（代）、皂角刺、桔梗、贝母、甘草、天花粉等中药组成。主治疮疡肿毒初起，具有清热解毒、消肿排脓、活血止痛的功效。“仙方活命饮”可以治疗外科发生在

◆读案心悟

皮肤、肌肉上的病变，红肿疼痛或者破溃成脓，也能治疗发生在脏腑上的炎症。朱英伟医师应用此方治疗肺炎。多年来，治疗大量病例，均取得较好的疗效。中医学认为人是一个整体，“有诸于内，必行诸于外”，内脏的病变和外表肌肤上的病变，它们的病理改变是一致的。将外科方剂“仙方活命饮”用于治疗内科肺炎，同样能取得满意的疗效。

【引自】吴大真.名中医呼吸科绝技良方.北京：科学技术文献出版社，2009.

赵心波医案

【辨证治则】证为风寒外感，化热中潜，火极劫阴，逆犯神明之险证。治宜清肺止咳，佐以生津。

刘某，男，1岁。1个月前曾患水痘、支气管炎，4日来突然高热达40.3℃，咳喘发憋，惊惕不安，神昏嗜睡，口干思饮，乳食难进，咳甚则呕，大便两日未行，小溲短黄。住院检查：体温40℃，脉搏162次/分，嗜睡，重度呼吸困难，两肺满布啰音，心音钝，腹软，肝肋下3cm，脾肋下1cm，足部水肿，X线胸透有肺炎改变。咽培养：肺炎双球菌生长，白细胞计数9.2×10^9/L，中性粒细胞0.64，淋巴细胞0.36。舌绛有刺，口干唇裂，两脉数急。西医诊断为支气管肺炎；中医诊断为肺炎咳嗽。

名医小传

赵心波，名宗德，北京市人，我国著名儿科病专家。1918年考入京兆医学讲习所，受到名医张愚如等指导。毕业后师从清末名医王旭初、针灸名医刘睿瞻学习。精通各科，后专攻儿科。著有《中医儿科概论》《赵心波儿科临床经验选编》《赵心波医案》《常见神经系统疾病验案选》等。

【处方】生石膏15g，金银花、连翘各10g，麦冬6g，炒杏仁、紫苏子、款冬花各5g，橘红、川贝母、石斛、甘草各3g，炙麻黄2.1g。水煎服，每日1剂。并用壬金散0.4g，每日2次。

曾先后配合金霉素用药2天，土霉素用药4天，青霉素用药5天，洋地黄毒苷给饱和量等治疗。

原方加减服3剂，并配合局方至宝丹，但无效，仍高热40℃，弛张不解，喘憋亦甚，面发绀，涕泪俱无，舌绛有芒刺，中心苔垢老黄，两脉沉实而数。急请赵老会诊，认为风温入里化热，郁阻肺窍，热在阳明，急投辛凉解毒、清肃肺胃之剂。

【处方】生石膏18g，鲜生地黄12g，金银花、连翘、麦冬各10g，大青叶、蔓荆子、生麦芽各6g，炒杏仁5g，焦大黄、知母各3g，薄荷1.5g，用壬金散及羚羊角粉（代）各0.3g，每日3次。

1剂而见效，次日体温降至38℃，再一日降至正常，涕泪初现，诸症大减，但尚有精神烦急之状，舌质尚赤，根部黄苔已去，脉象沉细而数，毒热去其大半，病势好转，余焰未尽，并有伤阴之象，再予以清余邪、滋阴解毒之剂。

【处方】鲜生地黄12g，金银花、连翘、天花粉、麦冬各10g，焦麦芽、黄芩各6g，炒枳壳5g，桃仁、杏仁、炒栀子、焦大黄各3g。

又进2剂，精神、食欲正常，体温无波动，轻咳有痰，肺内啰音减少，继予竹叶石膏汤类善后调治，逐渐康复出院。

◆解析

表邪入里，邪毒亢盛，直陷阳明胃经，毒热闭肺，火热烁金，阴津已耗，初时仅以宁肺止喘为治，不效。赵老改投解毒清热，养阴生津之剂，以金银花、连翘、大青叶清热解毒；知母、生石膏以清阳明结热；焦大黄、麦芽以泄阳明之腑实；杏仁开肺化痰；重用生地黄、麦冬、天花粉以甘寒清热，生津养阴救逆，使阳明经热得解，腑实得泄，肺闭得开，津液得复，阴阳气血得调，病情迅速好转。

◆读案心悟

【引自】高新彦. 古今名医医案赏析. 北京：人民军医出版社，2003.

李振华医案1

【辨证治则】风寒袭表，有入里化热之势。治以解表宣肺，佐以导滞为主。

张某，女，2岁。4日来高热40℃以上，弛张不解，身热无汗，咳嗽多涕，痰稠黄，咳声不畅，曾用青霉素、金霉素、合霉素、红霉素、链霉素等多种抗生素治疗无效。1日来病情加剧，昏沉嗜睡，喘急面青，两目红肿，厌食呕吐，体温持续在40℃以上，3日来大便未排，小便短赤。托儿所同班有腺病毒肺炎患儿。入院时体温39.6℃，昏睡状，呼吸困难，面色苍白无泽，鼻煽，咳声不畅，两肺可闻及啰音，心腹未见异常，胸部X线片有肺炎改变，咽培养阴性，白细胞计数8.3×10^9/L，中性粒细胞0.63，淋巴细胞0.36，单核细胞0.01，舌苔薄白，指纹隐伏，两脉沉数。诊断为肺炎（腺病毒肺炎）。

【处方】金银花12g，淡豆豉、连翘各10g，紫苏叶、栀子、焦大黄各6g，荆芥穗、杏仁各5g，生甘草3g。紫雪丹1.2g，葱白6cm，每日3次（并配以四环素治疗1周，出院前2天停服）。

第二日体温降至38℃，大便3次，多黏滞，舌苔中心黄薄，指纹紫长过气关，脉数有力，为表邪未罢、里热灼肺之象，给予表里双解。

【处方】生石膏18g，鲜生地黄12g，金银花、连翘、天花粉、鲜芦根各10g，大青叶、黄芩各6g，荆芥穗、知母各5g，生甘草3g，薄荷2.4g。紫雪丹1g，壬金散0.4g，每日3次。

服药1剂，体温降至正常，精神食欲好，轻咳有泪，肺内啰音减少，舌无苔垢，脉缓，指纹淡紫。余热未净，继以清余邪、肃肺止嗽之剂。

【处方】鲜生地黄12g，金银花、连翘、麦冬各10g，焦麦芽、枇杷叶各6g，川贝母、炒杏仁、黄芩各5g，生甘草3g。壬金散0.3g，每日3次。

◆解析

表里双解，是儿科常用的一法，李老在

◆读案心悟

诊治小儿热病时，非常注意辨清表里阴阳盛衰，且经常少佐甘寒润肺之品，乃因热病易耗阴津，肺为娇脏之理。治疗本病，初以解表宣肺，佐以导滞泻下，因之一剂而效，便通热减。说明治疗重症患儿当机立断，实属重要。继用表里两解，化余邪而滋润阴津，因而似此重症患儿，治疗8天，即得痊愈出院。中医中药发表攻里虽为千古不易大法，但不汗强汗，可伤阴津，应汗不汗，窍闭闷绝；不下强下，洞泻难禁，当下不下，胀闷腹实。凡此种种，皆属儿科临床要点，业儿医者，应细心分析。

【引自】李振华．解毒法治疗小儿肺炎临床5例．河南中医，2001（6）．

李振华医案2

【辨证治则】本例壮热无汗，喘促痰壅，为表邪不解，热灼肺络所致，治宜解表散寒、止咳平喘。

丁某，女，3个月。近日来高热不退，壮热无汗，喘促鼻煽，阵咳不止，痰多，夜卧不宁，时有惊惕，小溲短，体温40.1℃，两颊微赤，两肺可闻及啰音，X线胸透有肺炎改变，白细胞计数18.4×10^{9}／L，舌苔白薄，脉浮数，指纹赤紫。西医诊断为支气管肺炎。中医诊断为肺热病。

【辨证】属风寒束表，里热闭肺。

【治法】解表清里，化痰定喘。

【处方】麻杏合剂加味：生石膏24g，金银花18g，桑白皮、牛蒡子、藿香、青蒿、枇杷叶各10g，川贝母、紫苏叶各6g，甘草5g，炙麻黄、杏仁各30g。

服药16小时后，体温降至36.3℃，夜眠安宁，呼吸平稳，咳轻痰少，次晨舌苔薄黄，脉略数。表证已罢，里热未净，原方去紫苏叶，继服1剂后，改服麻杏合剂，6日后病愈出院。

◆解析

使用麻杏石甘汤加味，效颇显著。炙麻黄开通肺窍，杏仁宣肺宁喘，生石膏入肺大清气热，甘草和中；同时加用川贝母、桑白皮、金银花、枇杷叶以宁嗽平喘，牛蒡子、藿香、紫苏叶、青蒿以解表驱寒。此乃表邪未解，热蒸肺络，迫肺作喘之正治法，而与单纯散寒或泻热之专用处方不同。

◆读案心悟

【引自】李振华. 麻杏合剂加味治疗婴儿肺炎探讨2例. 河南中医，2012（8）.

姜玉春医案

【辨证治则】失于宣散，入里化热，邪毒稽留不解，郁阻胸中所致。治宜以清热祛邪、解表生津导滞为主。

李某，男，6岁。患者高热10余日，无汗，频咳无痰，左侧胸痛，1日来加重，大便溏，曾经中西药（青霉素、金霉素等）治疗无好转。住院时体温38℃，急性重病容，面色萎黄不泽，气息急促，咳痰不畅。左胸肋间隆起，叩诊浊音，呼吸音减低，纵隔向右侧移位，心无杂音，腹无异常，X线胸透右侧大叶性肺炎，胸腔积液及胸膜肥厚，两次咽培养均为金黄色葡萄球菌生长，对青霉素、链霉素及金霉素耐药，对氯霉素低度敏感。白细胞计数24.9×10^9/L，中性粒细胞0.86，淋巴细胞0.12，单核细胞0.02，舌根部薄黄苔，两脉数急，为表邪初起。中医诊断为肺热病。

【治法】表里两解，宽胸舒络。

【处方】生石膏24g，瓜蒌12g，浙贝母、炙桑白皮、南沙参、金银花、焦麦芽、焦山楂、焦神曲各10g，桃仁、杏仁、焦大黄各5g，生甘草3g，炙麻黄2.4g。紫雪丹2.4g，每日3次。配以金霉素治疗，共治疗10天。

服药2剂，呼吸困难消失，喘急已止，尚有低热，咳嗽尤重，舌尖赤，根部薄黄苔，脉滑，诸症稍减，继进清燥救肺，宽胸化郁之剂。

【处方】生石膏24g，火麻仁、枇杷叶、麦冬、瓜蒌各10g，南沙参、阿胶珠各6g，生甘草、炒栀子、焦大黄各5g，炙麻黄1.5g。紫雪丹1.2g，每日3次。

次日体温正常，精神饮食好转，轻咳不喘，胸痛大减，叩诊浊音范围减少，呼吸音增强，原方再进3剂后，仅轻咳有痰，余症悉无，为余热未尽，阴津受损，继投清肺养阴之剂。

【处方】鲜生地黄12g，南沙参、连翘、金银花、焦山楂、焦神曲、焦槟榔各10g，炙桑白皮、木通、玄参各6g，川贝母、桃仁、杏仁各5g。

住院10日，诸症皆无，仅胸透留有胸膜肥厚影像，乃出院调养。

◆解析

本例发病初期，失于宣散，表邪未从肌表透达反陷胸中，以致气机不畅，气血郁阻。姜老治以表里两解，直折手太阴之热，清泻肺金之火，佐以宽胸舒络、生津导滞之品，重点突出，兼顾其他，以达扶正祛邪之目的。假设风寒盛者则当加以宣散，属于风温犯肺者则当治以辛凉。其有表证未罢而里热又炽者如腑实便秘，或伤阴劫液，甚或热极动风，此时既应解表也需和里。本例壮热胸痛，无汗喘急，乃表邪未从肌表透达，致使胸中气海郁阻，治以前方，因之得以速效。

◆读案心悟

【引自】沈元良. 名老中医话肺系疾病. 北京：金盾出版社，2014.

袁红霞医案

【辨证治则】表里俱热，邪热闭肺，治宜辛凉解表、化痰利湿。

陈某，男，7岁。7日来高热不退，咳嗽胸痛，头痛不食，腹部不适，1日来恶寒高热，日晡尤甚，口干思饮，大便干，溲赤。来院时体温39.6℃，重病容，右肺中部有实变征及啰音，心腹正常，X线胸透为大叶性肺炎，白细胞计数$10.2\times10^9/L$，舌质赤，苔薄黄，脉洪数。中医诊断为肺热病。

【辨证】为表邪入里，热灼太阴。

【治法】治以辛凉解表，清肺化痰。

【处方】生石膏24g，鲜生地黄12g，金银花、连翘各10g，冬桑叶、菊花、桔梗、黄芩、浙贝母各6g，炒杏仁5g，薄荷2.4g。用壬金散及羚羊粉（代）各0.3g，每日3次。

服药1剂，体温下降，2剂后体温正常，两颧尚赤，咳嗽痰浊，黏稠难出，精神食欲均好，舌苔黄厚，脉数有力。表证已罢，里热未清，继予原方加减。

【处方】生石膏24g，鲜生地黄12g，金银花、连翘、麦冬、浙贝母各10g，菊花6g，炒杏仁、桔梗、炒栀子、焦大黄各5g。紫雪丹1.2g，每日3次。

又服2剂，热净身凉，午后咳嗽尚重，余症悉无，尚有厚苔，脉缓，肺热未净，继予清热肃肺之剂，又3日后肺内炎症大部吸收，仅轻咳有痰，乃出院疗养。

◆解析

壮热无汗恶寒，似为风寒束表，当予辛温之剂，但咳嗽不畅，痰涎稠浊，口干思饮，便秘溲赤，均为一派热象，以银翘、桑菊化裁而效。同时邪在肺经气分，日晡热度增高，皆可证明热灼肺络之象，所以加用羚羊粉（代）、壬金散等，直折内外之热势，使疾病迅速获愈。

◆读案心悟

【引自】沈元良. 名老中医话肺系疾病. 北京：金盾出版社，2014.

李辅仁医案

【辨证治则】正气本已亏虚，现又有痰浊邪热内蕴，致正气更虚。治宜扶正祛邪，化痰止咳。

王某，男，89岁。2006年4月14日初诊（患者曾因外感引起咳嗽、喘憋半个多月），患者20天前因外感出现流涕，咽痛，咳嗽，今日症状加重，并出现喘憋，痰量增多，伴低热，体温37～38℃；胸部X线片示右肺纹理增多增重；胸部CT示右肺上叶大片实变影，提示病变可能为肺炎，右侧胸腔积液，双肺重度小叶中心型肺气肿。入院后予以抗菌、消炎、排痰等治疗，病情略有好转，现仍见咳嗽，喘促憋气，咳白黏痰，体温正常，精神较差，气短无力，纳少，二便调，舌质红，苔薄腻，脉滑数。既往患慢性阻塞性肺疾病多年、轻度肺间质纤维化、冠心病、高血压病、慢性肾功能不全、原发甲状腺功能减退（治疗中）、椎-基底动脉供血不足、多发性腔隙性脑梗死。检查：唇甲无发绀，胸廓饱满，下肢不肿。诊断为肺热病（右上肺炎伴肺炎旁胸腔积液、慢性阻塞性肺疾病、慢性肺源性心脏病）之痰热壅肺、宣降失司证。患者素患肺疾，又感外邪，致使肺气失于宣降，加之痰热壅盛，阻滞胸膈，气机愈发不能通达，而见咳嗽、喘憋、痰多而黏；患者年老体弱，既往患有多种慢性疾病，而见纳少神疲，气短无力；舌红苔腻、脉滑数均为热象。

【治法】治以清肺化痰，宣通肺气为主，以扶正为辅。

【处方】麻杏石甘汤加减：太子参、金银花、生石膏各20g，桑白皮、炙百部、炙百合、冬葵子各15g，橘络、杏仁、款冬花、炙枇杷叶各10g，炙麻黄、生甘草各3g，羚羊角粉（代，分冲）0.6g。7剂，水煎服，每日1剂。

复诊：服药7剂后，咳嗽、喘憋减轻，仍气短，活动后明显，痰量减少，纳可，睡眠可，精神可，大便调，舌质红，苔腻，脉弦滑数。今日出院，出院前查血白细胞计数65×10^9/L，中性粒细胞0.70；复查胸部CT：肺炎较前吸收。

继续清热宣肺化痰治疗。

【处方】射干麻黄汤加减：茯苓30g，丹参20g，炙前胡、炒白术、桑白皮各15g，紫苏梗、桔梗、炒远志、射干、炙枇杷叶、橘红各10g，炙麻黄、生甘草各3g。7剂，水煎服，每日1剂。

三诊：服药7剂后，咳嗽喘憋明显减轻，仍气短，活动后明显，口干，纳可，睡眠可，精神好，夜尿每日3次，大便调，舌质偏红，苔薄腻欠润，脉沉弦。病情好转，但肺中痰热尚未尽除，而气阴已伤。遂以益气养阴、清肺化痰之剂善后。

◆解析

肺炎，中医以咳嗽或喘证辨证论治。老年人肺炎属凶险之症，尤其是高龄老年人，极易并发心脏衰竭、呼吸衰竭、肾衰竭等危重病症，预后较差。即使病情得到缓解，其炎症也不易很快吸收，甚至迁延日久，遗留局部病灶。这是由于年老体弱，正气衰竭，抗邪无力，外邪长驱直入或羁留不去所致。治疗须注意：既不可过早收敛，以防闭门留寇、邪羁不去，又不可过用苦寒或发散，恐败胃气、亡阴亡阳，要及时配伍补益之剂，以适时顾护正气，这是临床医师临证时需注意和借鉴的地方。

◆读案心悟

【引自】沈元良. 名老中医话肺系疾病. 北京：金盾出版社，2014.

邵长荣医案

【辨证治则】患者舌质红，苔薄黄，脉小弦，为痰热壅肺之证，治宜清热化痰、润肺止咳。

唐某，男，53岁。2008年9月17日初诊。发热、咳嗽1个月。1个月来发热、咳嗽，胸部X线片提示右中肺炎，已于外院进行抗菌治疗，胸部X线片提示右中肺炎有所吸收，但发热、咳嗽依然，故来诊。刻诊：咳嗽、咳吐白色黏痰，乏力，怕冷，自汗，盗汗，潮热（每日下午体温37.5℃），口干，夜寐易惊，大便调，舌质红，苔薄黄，脉小弦。西医诊断为右中叶肺炎；中医辨证属肺热病（痰热壅盛）。辨证分析：痰热壅肺，则咳嗽，咳吐白色黏痰；营卫不和，则畏寒、发热。诊断为肺热病。

【治法】治宜清肺化痰，调和营卫。

【处方】矮地茶、白茅根、芦根、淮小麦各30g，鹿衔草、白芍、赤芍各18g，金荞麦15g，地锦草、佛耳草、黄芩各12g，柴胡、前胡、六月雪、姜竹茹、炙甘草、炒酸枣仁、川桂枝各6g。7剂。

2008年9月24日二诊：服药3天后热退，晨起有黄脓鼻涕，稍咳，痰黄，盗汗减少，舌质红，苔薄白，脉小弦。检查：鼻黏膜、咽后壁有黄色分泌物。拟祛风平肝，清肺化痰方。

【处方】矮地茶、白茅根、芦根各30g，鹿衔草18g，金荞麦15g，地锦草、佛耳草、荆芥、防风、黄芩各12g，柴胡、前胡、桃仁、杏仁、藿香各9g。14剂。

2008年10月8日三诊：稍咳，咽痒，口干，舌质红，苔薄白，脉小弦。拟清肺平肝，化痰止咳，养阴润燥方。

【处方】矮地茶、白茅根、芦根各30g，金荞麦15g，桑葚、桑寄生、功劳叶、黄芩各12g，桑白皮、冬桑叶、青皮、陈皮、姜半夏、桃仁、杏仁、款冬花、天冬、麦冬各9g。14剂。

随访：2周后，患者咳嗽咳痰均愈，偶有胸闷、口淡、乏力，继续健脾化湿以善其后。

◆解析

患者感受外邪，发热、咳嗽已经1个月，症见发热、痰黄，且舌质红，苔薄黄，脉小弦。辨证：痰热壅肺，正气尚存。所谓“治嗽大法，盛者下之，久则补之，风则散之”。本例选用鹿衔草、地锦草、佛耳草、黄芩、金荞

◆读案心悟

麦等清肺化痰药物；配合桂枝、芍药调和营卫取效。另外，呼吸道还包括鼻、咽、喉和气管，故邵老十分重视鼻、咽对肺部疾病的影响，该患者有鼻炎史，鼻腔分泌物流至下呼吸道是导致肺炎不愈的原因之一。鼻、咽是肺之门户，方药中以藿香开窍，肺、鼻同治，体现了用药的整体观。

【引自】沈元良. 名老中医话肺系疾病. 北京：金盾出版社，2014.

刘仕昌医案

名医小传

刘仕昌（1914—2007），1938年7月，毕业于广东中医药专科学校。历任广州中医学院温病学教研室主任。为广州中医药大学终身教授，名老中医，博士研究生导师。刘仕昌教授积累了丰富的临床经验，擅长呼吸内科、胃脘痛、肝病等病证的治疗。他审症周详，遣方用药精细平稳，且能中西汇通，在临床实践中取得显著疗效。

【辨证治则】邪退后需防其死灰复燃，宜以清涤余邪为治，后用养阴宣肺之品善后调理。

冯某，女，52岁。1991年7月17日初诊。患者5天前洗澡后受凉起病，初起发热恶风，头痛，咽痛，咳嗽痰白，自服“感冒药”后体温略减，第二天发热又起，渐至39.5℃，咳嗽加剧，咳引胸痛，痰渐转黄稠，疲乏纳呆，欲呕。接诊时见面色赤垢，痰黄稠带褐，小便黄，舌红，苔黄腻，脉滑数。胸部X线透视报告：大叶性肺炎并胸膜炎。中医诊断为肺热病。

【辨证】为风温兼湿（邪热壅肺）。

【治法】治以清热宣肺，解暑化湿。

【处方】鱼腥草、滑石各30g，丝瓜络15g，浙贝母、瓜蒌皮、枇杷叶、前胡、桔梗、扁豆花各12g，青蒿（后下）、北杏仁（打）各10g，甘草3g。每日2剂，上、下午各进1剂，水煎服。

1991年7月21日二诊：发热减退，但咳嗽加剧，痰色灰黄而稠，舌质红，苔黄腻，脉滑数。上方去扁豆花、滑石，加板蓝根20g，黄芩15g，每日1剂，水煎服。

1991年7月25日三诊：发热退，咳嗽减，仍胸痛，余症减轻，舌略红，苔黄腻，脉滑略数。仍以清热宣肺化痰为主。

【处方】鱼腥草30g，芦根20g，丝瓜络、黄芩、玄参各15g，浙贝母、瓜蒌皮、紫菀、桔梗各12g，北杏仁（打）10g，甘草3g。每日1剂，水煎服。

1991年7月30日四诊：症状消失，复查胸部X线片正常，继续调理善后。

【处方】沙参、玄参、芦根、丝瓜络、鱼腥草各15g，紫菀、瓜蒌皮各12g，麦冬、杏仁（打）、扁豆花各10g，甘草3g。每日1剂，再服3天而瘥。

◆解析

治以清热宣肺为主，又因暑天易夹暑湿，宜酌加清暑化湿之品，故能迅速取效。丝丝入扣，主次分明，用药恰当，故获佳效。

如高热不退，病者烦躁不安即可用安宫牛黄丸或紫雪丹，往往可使热退身凉，神情安定，并谓若到神昏谵语或昏愦不语时再用则效果较差，刘老这一观点大大发展了前人要“热入心包”方可使用的理论。另外，刘老认为肺炎患者，尤其是正气虚弱的小儿，最易见内闭外脱的情况，患儿见神昏谵语或昏愦不语，气息短促，手足厥冷，冷汗自出，舌绛色暗，脉细疾或沉弱。此时则宜开闭固脱合用，可用生脉散或独参汤送服安宫牛黄丸。必须注意的是当险情已过，则又当以肺炎本证常规辨治，此刘老治病，急则治标之法也。

◆读案心悟

【引自】刘仕昌. 养阴宣肺法治疗肺炎临床学习. 四川中医，2000（6）.

周仲瑛医案

【辨证治则】属病邪由卫入气，从上传中，热郁胸膈，痰热中阻，湿食互结，宜以扶正祛邪、解热化痰论治。

张某，女，57岁。病经3天，因沐浴乘凉，而致恶寒，头痛，继则发热，无汗，肌肤如灼，入夜热盛则神志欠清 微有咳嗽，咳痰色黄，量少不爽，昨起又增左胸疼痛，咳则引痛尤甚，胸闷脘痞，时时呕恶痰涎，口苦，渴欲凉饮而不多，大便质干量少，舌苔淡黄白腻，上有黏沫，质暗红，脉小滑数。检查：体温39.4℃，脉搏105次/分，急性病容，胸部左下7～8肋间叩诊音浊，语颤增强，呼吸音减弱。X线胸透：左下肺见大片状模糊阴影，边缘不清，为肺部炎症，肺脓肿。查血常规：白细胞计数$41.2\times10^9/L$，中性粒细胞0.90，淋巴细胞0.10。痰培养3次，均为非溶血性链球菌。

辨证分析：入院前2天，以风暑夹湿袭表，邪犯肺卫治疗。用新加香薷饮、桑菊饮加减，不效。第3日体温39.5℃，汗出不解，热势不扬，时有恶风，咳嗽不著，左胸疼痛，胸闷，心烦．泛恶，呕吐多量痰沫黏水，脘部痞塞胀满，按之作痛，大便先后3次，干溏相杂，舌苔淡黄黏腻，底白，质暗红，脉细滑。

据症分析，是肺胃同病。病理重点在于胃腑，表现结胸证候。治拟清宣郁热，化痰开结。取栀豉汤合小陷胸汤加味。

【处方】全瓜蒌15g，淡豆豉12g，杏仁、炒枳实、栀子、炒莱菔子各9g，法半夏、广郁金、旋覆花（包煎）各6g，橘皮、姜竹茹各4.5g，川厚朴3g，姜黄连2.4g。

每日2剂，汗出遍体，胸部闷痛得减，咳嗽咳痰亦爽，但仍呕恶白色痰涎，大便4次，干溏相杂，舌苔转为淡黄腻，翌日身热递降，午后正常，守原法续进，每日2剂，第5日胸痛消失，脘痞胀痛及呕恶均已，知饥思食，仅有微咳，痰白排出爽利，大便又行多量溏褐粪4次，苔腻化薄，原方去栀子、豆豉，再服2天，诸症均平。查白细胞已趋正常。乃去莱菔子，加冬瓜子继进，巩固3天，胸部X线片复查正常而出院。

◆解析

“邪之所凑，其气必虚”，在肺炎的发病过程中所谓“虚”，主要是因劳倦受凉、起居不慎等引起一时性的卫外不固，致病邪乘虚而入，不一定都是素体正虚；另一方面，如果邪毒过盛，超过人体防御功能的极限，虽然正气不虚亦能致病。因此，治疗总以祛邪为主，除在恢复期酌用清肺养阴或兼补气药外，很少用到补法。即使见到邪热内陷，逆传心包，正虚欲脱之证，也需衡量邪正虚实的主次，有时尚可通过祛邪以扶正，采用清热开窍或通腑等法治疗，未必悉以扶正救脱为主。曾见个别患者因素体本虚，以致连续几均有发作，甚至1年发生两次肺炎，但两次住院均按急则治标的原则，以祛邪为主获效。

◆读案心悟

【引自】 苗青，赵兰才. 呼吸系统疾病验方妙用. 北京：科学技术文献出版社，2010.

周信有医案

【辨证治则】 温热之邪，灼伤肺津，炼液为痰，痰热交阻于气道，壅盛于肺，形成肺闭痰阻。故治疗以清热解毒、止咳平喘为主。

陈某，男，13岁。1996年4月12日初诊。咳嗽频剧，气粗，声音嘎哑，咳痰黄稠，黏腻不爽，伴烦躁，口渴，头痛，肢楚，胸痛，恶风，舌苔薄黄，脉浮数。体温39℃。西医诊断为细菌性肺炎；中医诊断为肺热病。

【辨证】 属风热犯肺，热毒壅盛，肺失清肃。

【治法】清热解毒，宣肺化痰止咳。

【处方】金银花15g，连翘15g，鱼腥草15g，桔梗9g，玄参15g，知母15g，生石膏30g，贝母9g，黄芩9g，前胡9g，桑皮9g，杏仁9g，瓜蒌仁9g，赤芍9g，牡丹皮9g。

水煎服。服药3剂，体温下降为37℃，咳痰减少，无烦躁。

1996年4月15日二诊：原方加板蓝根15g，继服5剂，症除而愈。

◆解析

细菌性肺炎属于中医学"风温""肺热咳嗽"等范畴。病因为体虚之人感受风寒、风热和温热之邪，邪气闭阻于肺，肺失于宣发肃降，通调水道失职，水液输化无权，留滞肺络，凝聚为痰。

春季风木当令，气候温暖多风，阳气升发。本例患者年龄尚小，正气还未完全充盛，易感受风热之邪而成病。叶天士云："春月受风，其气以温。"又言："温邪上受，首先犯肺。"风热病邪属阳邪，其性升散、疏泄，多从口鼻而入。肺卫居高，首当其冲，肺卫失宣则见发热、恶风、咳嗽、口渴等肺卫证候，治宜清热解毒，宣肺化痰止咳。

◆读案心悟

【引自】苗青，赵兰才. 呼吸系统疾病验方妙用. 北京：科学技术文献出版社，2010.

施今墨医案

【辨证治则】大叶性肺炎。证属热迫血渗，痰如铁锈，气滞横逆，胸胁疼痛。故治疗以清热解毒、化痰平喘为原则。

班某，女，50岁。高热4日，咳嗽、喘息胸胁均痛，痰不易出，痰色如铁锈。经西医诊为大叶性肺炎，嘱住院医治，患者不愿入院，要服中药治疗。初诊时体温为39.6℃，两颧色赤，呼吸急促，痰鸣辘辘，咳嗽频频。舌苔白，中间黄垢腻，脉滑数，沉取弱。辨证立法：风邪外束，内热炽盛，气逆喘满，是属肺胀。急拟麻杏石甘汤合泻白散、葶苈大枣汤主治，表里双清，泻肺气之胀满。

【处方】大枣（去核）5枚，葶苈子（布包）3g，鲜芦根、白茅根各30g，桔梗5g，旋覆花6g，赭石（布包）12g，炒杏仁6g，炙紫苏子、陈皮各5g，西洋参（另炖服）10g，冬瓜子（打）15g，炙前胡、白前各5g，鲜枇杷叶（布包）12g，鲜桑白皮5g，鲜地骨皮6g，半夏曲（布包）6g，炙麻黄1.5g，炙甘草3g，生石膏（打碎先煎）15g。

二诊：服2剂痰色变淡，胸胁疼痛减轻，体温38.4℃，咳喘如旧。拟麻杏石甘汤、葶苈大枣汤、旋覆花代赭汤、竹叶石膏汤、泻白散诸方化裁，另加局方至宝丹1丸。

三诊：服药2剂，体温37.5℃，喘息大减，咳嗽畅快，痰易咳出，痰色正常，胁间仍痛，口渴思饮。

【处方】鲜桑白皮5g，鲜地骨皮6g，浮海石（布包）10g，黛蛤散（布包）10g，知母（米炒）10g，生石膏（打碎先煎）12g，粳米百粒同煎，大枣（去核布包）3枚，葶苈子（布包）2.1g，炙白前、炙紫菀各5g，青橘叶5g，天花粉12g，冬瓜子（打）15g，炒杏仁6g，旋覆花（布包）6g，赭石（布包）10g，鲜枇杷叶10g，半夏曲6g，焦远志6g，苦桔梗10g，淡竹叶6g。

四诊：前方服2剂，体温已恢复正常，咳轻喘定，痰已不多，胁痛亦减，但不思食，夜卧不安。病邪已退，胃气尚虚，胃不和则卧不安，调理肺胃，以作善后。

【处方】炙紫菀、炙白前各5g，谷芽、麦芽各10g，苦桔梗5g，焦远志6g，浮海石（布包）10g，旋覆花（布包）6g，川贝母10g，冬瓜子（打）12g，佩兰叶10g，陈皮炭6g，炒杏仁6g，半夏曲（布包）5g，青橘叶6g，酒黄芩6g。

◆解析

◆读案心悟

大叶性肺炎以突然发病、恶寒战栗、高热、胸痛、咳嗽、咳铁锈色痰、呼吸急促为特征。西医学以抗生素治之其效颇速，中医治之疗效亦高。施老每以表里双清为法，使邪有出路，再加泻白散、葶苈大枣汤及旋覆花代赭汤等，使肺气得降，气逆胀满咳喘逐步解除，体温恢复正常。初诊、二诊均用西洋参者，以其六脉沉取力弱，益气强心，防其心力衰竭。四诊处方为善后之剂，拢肺气、生胃气，使正气日渐恢复。

【引自】吕景山.施今墨医案解读.北京：人民军医出版社，2009.

第九章　哮喘

哮喘也称支气管哮喘，是由多种细胞共同参与的气道慢性炎症性疾病。这种慢性炎症导致气道反应性增加，通常出现广泛的可逆性气流受限，并引起反复发作性喘息、气急、胸闷或咳嗽等症状，常在夜间和清晨发作或加剧。发病前多有鼻、眼睑痒，喷嚏、流涕或咳嗽、胸闷等先兆症状。继之出现带哮鸣音的呼气期呼吸困难，严重时出现发绀。发作将停止时，咳出较多稀薄痰液后，气促减轻，哮喘停止，如同常人。本病是世界范围内的常见病、多发病，近年来随着大气污染的加重及社会生活的快节奏，其发病率呈增高趋势。

本病属中医学“喘证”“哮喘”范畴。外邪犯肺、痰浊内蕴、情志失调、久病劳欲均可诱发本病。喘证的发病主要在肺和肾，若外邪袭肺，肺失宣降，肺气胀满，呼吸不利而致喘促，如肺气虚弱，亦可致不足以吸而为喘。肾为气之根，与肺同司气体之出纳，肾元不固，摄纳失常则气不归元，阴阳不相接续，亦可气逆于肺而为喘。若脾虚痰浊饮邪上扰，或肝气逆乘亦无不与喘有关。

赵国仁医案

【辨证治则】禀赋不足，脾肾两虚，痰浊内壅，感受风寒，束表闭肺，气道狭窄，出入不畅，为哮喘也。治宜宣肺平喘、清热化痰。

陈孩，男，16岁。2009年3月19日诊，其父代述，小儿8岁始即发哮喘，发则胸膺如堵，咳嗽气逆，呼吸急促，喉间有痰，鸣响犹如拉锯，张口抬肩，面青唇紫，痛苦不可名状。春季加剧，夏季较缓。也有间歇之期。今春又到，发作频频。余观其形体消瘦，肌肉不丰，喉中有声，如离弦之矢，吱吱作响，咳嗽咳痰不畅，舌质红，苔黄腻，脉浮滑数。《诸病源候论》云："肺主于气，邪乘于肺，则肺胀，胀则肺管不利，不利则气道涩，故气上喘逆，鸣息不通。"《沈氏尊生书》又云："大都感于童稚之时，客犯盐醋，渗透气脘，一遇风寒，便窒塞道路，气息喘促。"今民间有云"小儿过食其咸乃而为哮"。盖过咸伤肾，小儿肾气未充，水饮上逆，凝而为痰。天长日久，郁而化火。《医宗必读》认为，哮病其因甚多，总不外乎"痰火郁于内，风寒束于外。"

【辨证】脾肾两虚，束表闭肺。

【治法】宣肺散寒，豁痰平喘。

【处方】厚朴麻黄汤：厚朴10g，炙麻黄10g，生石膏（先煎）30g，杏仁10g，半夏10g，干姜6g，细辛3g，小麦20g，五味子6g，桔梗6g，前胡10g。

服7剂后，前来复诊，气息见平，已无哮声，且云服药5剂，从鼻中溢出大量黄痰，气息顿平，腻苔渐化，脉也转平。症虽见瘥，宿根未净，穷寇宜追，以绝后患。又服7剂，诸恙皆减，唯露虚象。此小儿稚阴稚阳，脏腑娇嫩，尚未成年，或犹可塑，如再迁延数载，形体已成，则不可为也。乘其间歇之期，补其脾肾，宗丹溪"未发以扶正气为主"之旨。药用：人参（研粉）30g，紫河车粉30g，蛤蚧2对，共研末拌匀，日服2次，每次3g，以绝其根。

◆解析

本例哮证，由患儿禀赋不足，饮食不慎而致，已历8载，痰浊内蕴，郁久化热，外感风寒，遂成反复发作。好发于春者，以其为风令也。《证治汇补》云："内有壅塞之气，外有非时之感，膈有胶固之痰。"治当从气、邪、痰三者入手。厚朴麻黄汤宣肺散寒，豁痰平喘，方中麻黄宣肺平喘，半夏化痰降逆，细辛五味一开一合，以利肺气升降，干姜、厚朴温化行气，小麦宁心除烦，杏仁、石膏清热平喘，故适用于外受寒邪，内有水饮，饮邪化热者，加桔梗开肺，前胡降气。外邪得去，气机畅达，痰浊得除，则疾可愈也。人参、紫河车、蛤蚧大补肺肾，扶其正气，以防复发，乃固本之法也。

◆读案心悟

【引自】赵国仁. 中医临床验案四百例传心录. 北京：人民军医出版社，2012.

贾志恒医案

【辨证治则】寒邪久郁化热，痰热蕴肺，肺失清肃，痰气搏结，形成哮喘。治宜清热化痰，养阴生津。

患者刘某，男，34岁。1990年11月初诊。哮喘反复发作4年余，近1个月来持续频繁发作，喉中作水鸣声，痰鸣喘咳，气急，咳黄色黏痰，排吐不利，胸部闷痛，咳则尤甚，咽干作痒，口干，烦热，面赤自汗，口唇、指端微绀，舌苔黄腻，质红，脉滑数。中医诊断为哮喘。

【辨证】证属痰热壅肺，肺失清肃。

【治法】治宜清热宣肺，化痰平喘。

【处方】蜜炙麻黄6g，炒黄芩10g，知母10g，桑白皮10g，杏仁10g，法半夏10g，海浮石10g，芦根20g，射干6g，地龙10g，金荞麦根15g，南沙参10g。7剂，水煎服。

1990年11月4日二诊：药服3日哮喘即告减轻，痰易咳出，连服1周，喘平、咽痒、面赤自汗、胸部闷痛俱见消失，但有干咳、咳痰质黏、咽部干燥、唇红、痰热郁蒸、耗伤阴津，治宜清化痰热、养阴生津。

名医小传

贾志恒，1949年出生，出身中医世家，1970年兰州医学院毕业后一直从事临床治疗及科研工作，多年来积累了深厚的理论知识和丰富的临床经验。曾多次参加过国内外学术活动，擅长对哮喘、气管炎、支气管扩张、肺气肿、慢性阻塞性肺疾病等疾病的治疗。

【处方】蜜炙麻黄5g，炒黄芩20g，知母10g，桑白皮10g，杏仁10g，海浮石10g，芦根30g，金荞麦根15g，天冬、麦冬各10g，南沙参10g，生甘草3g，地龙10g。7剂，水煎服。药后症状消失，继续调治巩固15天。

◆解析

本例因哮喘迁延，塑阻气道，肺气胀满，故喘而气粗息涌，痰鸣如吼，胸闷疼痛，热蒸液聚生痰，痰热胶结，故咳痰黏稠色黄，烦闷，自汗，面赤，舌红，苔黄腻，脉滑数。方中麻黄、杏仁宣肺平喘；配射干、黄芩、桑白皮清热肃肺；知母清热化痰滋阴；伍海浮石、金荞麦根等加强清化之力；地龙清肺平喘；南沙参清肺火而益肺阴；芦根养阴生津。二诊症平而肺热阴伤未复，故配天冬、麦冬清养之品。

◆读案心悟

【引自】桑希生. 内科临床医案. 北京：人民军医出版社，2010.

郑明顺医案

【辨证治则】痰饮上逆壅阻于肺，肺失宣肃，导致咳喘之症发作。治疗以清热化痰、平喘止咳为主。

王某，男，64岁。2002年11月3日初诊。患者既往有慢性支气管炎、肺气肿、肺源性心脏病病史。2周前病情发作，咳嗽喘促，咳黄白脓痰，气喘不能平卧，双下肢膝以下水肿，尿少纳差，腹胀，在乡卫生院给予头孢曲松钠、氨茶碱、呋塞米等药治疗后水肿略减，但喘促、咳嗽加剧，痰难咳出，夜间不能平卧。遂到我处求中医诊治。刻诊：咳嗽气促，喉中痰声辘辘，难咳，胸闷烦躁，脘腹胀满，口唇发绀，双肺有湿啰音，双踝关节以下水肿，大便3日未行，小便量少，舌质淡，苔白腻，脉弦滑。中医诊断为喘咳。

【辨证】证为水湿犯肺，郁而化热。

【治法】治宜温肺化饮，清热除痰。

【处方】小青龙加石膏汤加减：麻黄10g，桂枝10g，干姜10g，细辛6g，五味子3g，生石膏30g，半夏10g，杏仁10g，葶苈子30g，甘草10g，鱼腥草30g，浙贝母10g，紫菀10g。

3剂，每日1剂，水煎服。2002年11月10日复诊：自诉服药后咳喘大减，黄白脓痰变为白色稀痰，量亦减少，易咳出，腹胀消失，纳食增，尿量增加，踝关节以下水肿已退，可平卧入睡，唯活动后气喘明显。查双肺底仍可闻及湿啰音，舌质淡，苔薄白，脉沉细弦。拟温脾化饮之苓桂二陈汤加减：茯苓30g，桂枝15g，甘草10g，白术10g，厚朴10g，杏仁10g，半夏10g，陈皮10g。7剂，煎服法同上。1个月后随访，除活动后稍气喘外，余无其他不适。

◆解析

慢性支气管炎、肺气肿、肺源性心脏病常因脾失健运，痰饮内蓄，外感风

◆读案心悟

寒之邪，致使哮喘。因患者肺部感染未能控制，加之利尿不慎，致使痰湿水饮留滞于肺，郁而化热，肺失宣肃，不能通调水道，而见水肿、喘促不能平卧。故用小青龙汤加生石膏、葶苈子、鱼腥草以涤饮清热，化痰除饮，水饮去郁热清，肺气复司，自然喘平、痰消、肿退。继用苓桂二陈汤温脾化饮，于喘证平复后服用以巩固疗效。

【引自】桑希生. 内科临床医案. 北京：人民军医出版社，2010.

沈绍功医案

【辨证治则】其病位在肺，证属痰浊化热，阻遏肺气。故治疗以清热化痰为原则。

韩某，29岁。2003年4月11日初诊。病史：反复喘憋5年，加重3天。患者5年前出现喘息，多于春季或感冒后诱发，于多家医院检查，诊为支气管哮喘，3天前自觉症状复发，喘憋动则尤甚，伴喉间痰鸣，咳嗽，咳白黏痰，胸闷，纳可。检查：舌质红，苔黄腻，脉弦滑。两肺散在哮鸣音，心率90次/分，律齐，胸部X线片显示两肺透亮度增加，心脏外形正常。辨证：《证治汇补》言哮病之因为“内有壅塞之气，外有非时之感，膈有胶固之痰”，痰浊内伏，胶结不去为本病宿根，每因外感而诱发，痰随气动，聚于肺系，肺气既不得宣发于外，又不得肃降于下，上逆而为喘息咳嗽；痰气搏结而哮鸣有声，气机失于宣通而胸闷；痰黏脉滑，舌红苔黄为痰浊热化之征。诊断为哮证、支气管哮喘。

【辨证】痰热阻肺，肺气上逆之证。

【治法】清热祛痰，降气平喘。

【处方】《三因极一病证方论》之温胆汤合《韩氏医通》之三子养亲

汤、《备急千金要方》之千金苇茎汤化裁：竹茹10g，枳壳10g，茯苓10g，陈皮10g，紫苏子10g，莱菔子10g，炒葶苈子10g，白菊花10g，桑白皮10g，射干10g，车前草30g，鱼腥草15g，生薏苡仁10g，杏仁10g，桃仁10g，芦根15g，瓜蒌30g。

上方每日1剂，水煎分2次服。连用7天后，咳嗽咳痰、喘息明显减轻，但患者感活动后气短心悸，食纳不佳，夜寐不安。辨证属脾肾两虚，改以健脾调肾，方用香砂六君子汤合杞菊地黄汤加减。服药1个月后，减量为每日服1煎，2日服1剂，两肺哮鸣音消失，心率稳定在70次/分左右，后以香砂六君子丸，每次3g，杞菊地黄胶囊，每次5粒，每日各2次巩固，未复诊。

◆解析

治喘之急性期重在祛痰，祛有形之痰主方为三子养亲汤。以葶苈子代芥子，合千金苇茎汤之义，再伍瓜蒌便成清热祛痰之剂；祛广义之痰主方为温胆汤。去温燥甘腻之半夏、干姜、大枣、甘草，既可助清热化痰之力又可健脾和胃，以治生痰之源。而鱼腥草为祛除肺部痰热之要药。由于控制痰浊，肺气得以肃降，又因控制生痰之源，故哮喘得以减轻。缓解期健脾调肾以固本，凡丸药缓图，防其复发。

◆读案心悟

【引自】韩学杰，等. 沈绍功验案精选. 北京：学苑出版社，2006.

戴裕光医案1

【辨证治则】瘀阻血海，脏气上逆导致哮喘。应用清肺平喘、化瘀活血方法论治。

紫某，女，42岁。2001年4月2日初诊。主诉：反复发作哮喘约15年。呈周期性发作，多次住院治疗，症状时轻时重，但多以凌晨1～2时许加重，劳累或情绪波动时可诱发或加重症状。平时以氨茶碱、泼尼松或喘乐灵气雾剂等缓解症状。就诊时仍有喘憋感，伴有咳嗽、少痰，自述胸中有压迫感，呼吸不畅。唇暗面黑，舌质紫色，两侧有小片状瘀点，舌苔薄润，脉弦沉。另诉月经不定期，且色暗黑，多块，量时多时少，小腹隐痛。中医诊断为支气管哮喘。

【辨证】证为血海瘀阻，肺气壅塞。

【治法】拟通瘀下气法。

【处方】血府逐瘀汤合三拗汤加味：当归10g，川芎6g，赤芍15g，桃仁6g，红花6g，柴胡10g，生地黄15g，枳壳12g，桔梗10g，川牛膝12g，生麻黄6g，杏仁12g，甘草6g，桑白皮10g。

5剂。每日1剂，水煎服。无须避开月经期。

2001年4月8日二诊：胸部压迫感减轻，余无特殊变化，舌苔略白腻，于前方中加法半夏12g，再服7剂。

2001年4月16日三诊：适值经期，仍嘱服药如故，月经未见明显增多，但后期经血颜色红活，喘憋减轻，唇色紫暗变浅，但诉神倦、体乏、思卧。其久喘耗气，逐瘀伤血，正气虚损所致，当以益气养阴为主。人参、五味子、甜杏仁、川贝母、生地龙、沉香、蛤蚧粉、陈皮各15g。10剂。此方研细粉装胶囊，每服2粒，每日2次，饭前服，服至秋季方止。至年底时见面色红润，喘憋未作，唯语声中稍见气短之象，固嘱其来年续服。

◆解析

止咳多用宣肺祛痰，此其常也。喘之作虽本于肺有痰结，却可因寒、热、火等诱发，肺气不宣，有因于邪之郁滞，也有脏气之不平者。本案喘属瘀阻血海，以致脏气上逆而成，故通降而止。及其喘平，脏气即现衰象，故以散

◆读案心悟

剂补益肺肾以善后。法随证变，辨证之旨也。

【引自】戴裕光.戴裕光医案医话集.北京：学苑出版社，2006.

戴裕光医案2

【辨证治则】痰阻气逆，痰气相搏，肺失宣肃导致本病发生，治宜清肺化痰、止咳平喘。

李某，男，12岁。2004年4月2日初诊。主诉：反复咳嗽、喘息9年，加重7天。患者9年前因受凉出现咳嗽、喘息、咳痰，某儿科医院诊断为“支气管哮喘”，经用氨茶碱、地塞米松、喘乐宁等药物治疗后缓解。随后每因天气变化，受凉后咳嗽、咳痰、喘息。7天前又因受凉出现咳嗽、喘息、咳痰，服止咳平喘药无明显缓解。现症：咳嗽，咳白稠痰，喘息胸闷，气紧，唇红，口干，纳可，眠差，舌红，苔薄白，脉小数。西医诊断为支气管哮喘；中医诊断为哮证（痰热蕴肺）。辨治：哮喘一病多由外邪引动体内伏邪而发，其病有宿根，难以根除。其治疗原则为：急性期发作治其标，缓解期治其本。肺主气，司呼吸，主宣发肃降，肾主纳气，故其病不离肺、肾两脏。

【治法】“急则治其标”，拟宣降定喘方。

【处方】前胡12g，杏仁9g，桔梗9g，葶苈子20g，生石膏30g，荆芥9g，天花粉12g，胆南星10g，淡竹叶6g，蒲公英20g，败酱草20g，太子参12g，熟地黄12g，紫苏子、紫苏梗各9g，百部6g，肉桂4g。10剂。每日1剂，水煎服。

2004年4月12日二诊：服药后喘息、胸闷减轻，咳痰不利，头晕，口干，唇红，舌红，苔薄白，脉沉。患者肺气不利，痰热内蕴，继续宣肺降气，化痰平喘。

【处方】麻杏石甘汤合葶苈大枣泻肺汤加减：葶苈子20g，杏仁9g，桔梗9g，前胡12g，麻黄4g，生石膏30g，甘草6g，制半夏12g，淡干姜6g，细辛4g，大枣12g，蒲公英30g，天花粉12g，胆南星12g，黄芩4g，莱菔子9g，五味子6g。7剂。每日1剂，水煎服。

2004年4月19日三诊：用药后胸闷、气紧有缓解，晨起咳嗽，咳白痰，鼻塞，唇红，形瘦，纳可，大便每日一行，舌淡红，苔薄，脉沉细。近日天气变化大，阴雨时间长，患者稍有不慎即易感风寒，致病情复发加重。拟射干麻黄汤兼通肺络之品。

【处方】麻黄4g，制半夏12g，前胡12g，甘草4g，细辛4g，淡干姜6g，五味子4g，款冬花9g，射干9g，石斛12g，杏仁6g，辛夷9g，桃红9g，丹参12g，枇杷叶15g。6剂。每日1剂，水煎服。

2004年4月26日四诊：药后症减，夜间可平卧入睡，咳嗽，喉间有痰，色白，纳呆，面色㿠白，舌淡，苔白，脉沉。哮喘缓解后，即当治本，小儿脏腑嫩弱，肾为先天之本，脾为后天之本，当以调补脾肾着手，以预防复发。

【处方】金水六君煎：党参12g，茯苓12g，焦白术12g，半夏9g，陈皮9g，熟地黄15g，当归9g，杏仁9g，砂仁6g，赭石15g，旋覆花12g，枇杷叶15g，淡干姜6g，前胡12g，炙甘草4g，细辛4g，五味子4g。7剂。每日1剂，水煎服。

◆解析

患者病久正气渐亏虚，应培补摄纳，佐化痰利气。故一诊、二诊先宣发肃降，少佐益肾气；三诊又遇雨受凉，再以宣肃；四诊喘平再佐益肾之品。此患儿因外感诱发，以葶苈大枣泻肺汤合麻杏石甘汤，降气平喘。方中前胡、荆芥疏表；桔梗、紫苏子、紫苏梗降气；淡竹叶、胆南星、天花粉清热化痰；蒲公英、败酱草清热解毒；葶苈子泻肺平喘；熟地黄滋阴补肾；太子参滋阴益气；肉桂温阳纳气；百部止咳化痰。麻黄、前胡、杏仁、桔梗宣肺平喘；黄芩、生石膏清泻肺金；干姜、细辛防苦寒伤中阳；莱菔子消食化痰；大枣和中；五味子敛肺。后期缓解期则责于脾肾，少儿之体先天禀赋不足，加之后天调理不慎。其生理特点为稚阴稚阳，易虚易实，故用药慎重，防伤脏腑功

◆读案心悟

能。以健脾之法从后天补先天。选用金水六君煎加味扶正固本。方中党参、茯苓、焦白术、炙甘草、干姜、砂仁温中健脾；熟地黄、当归滋阴补肾；陈皮、半夏化痰；前胡、杏仁、枇杷叶宣肺降气；细辛引入肾经；五味子敛肺；赭石、旋覆花降气化痰，平肝。

【引自】戴裕光. 戴裕光医案医话集. 北京：学苑出版社，2006.

施今墨医案

【辨证治则】痰湿壅肺，肺气不降，呼吸不利，咽喉有声如蛙鸣。宜以止咳平喘、理气化痰为原则。

向某，男，33岁。喘息经常发作已有3年，秋冬较重，夏日略轻。发作时咳喘，心跳，痰吐不利，呼吸有水鸣声，胸部胀满而闷，不能平卧，影响饮食和睡眠，最近1年来病情剧增，据述曾经医院检查诊断为支气管哮喘，每日服用氨茶碱片为治。舌苔白稍腻，六脉均滑。中医诊断为哮喘。

【辨证】经云“诸气愤郁，皆属于肺”。

【治法】治宜降气、定喘、止嗽、化痰。

【处方】炙紫菀、炙紫苏子各6g，嫩射干5g，炙麻黄5g，大枣（布包）5枚，细辛（捣）1.5g，葶苈子（布包）6g，炙白前、炙前胡各5g，莱菔子、芥子各3g，茯神、茯苓各10g，细辛（捣）1.5g，五味子5g，枇杷叶（布包）6g，半夏曲（布包）10g，陈橘红、陈橘络各5g，炙甘草3g。

二诊：服药5剂，第2剂后诸症逐渐减轻，痰涎排出较易，呼吸畅利无声，胸部胀满尚未全除，已能平卧但睡不实，饮食乏味，大便2～3日一行，脉滑，拟原方加减。

【处方】大枣（布包）5g，葶苈子（布包）6g，全瓜蒌（打）25g，薤白（打）10g，细辛（打）1.5g，五味子（打）5g，炙紫苏子、炙紫菀各6g，枇杷叶（布包）6g，半夏曲（布包）10g，炙麻黄2g，苦桔梗5g，芥子3g，莱菔子6g，炙前胡6g，炙化橘红6g，嫩射干5g，炒枳壳5g，炙甘草3g。

三诊：服药4剂，喘息基本消失，呼吸平稳，痰涎减少，胸满亦爽，饮食睡眠均有好转，大便虽通而不畅，脉象由滑转缓，病患向愈，尚须精心护理。

【处方】炙紫苏子6g，炙化橘红6g，炒枳壳5g，大枣（布包）5枚，葶苈子（布包）5g，野党参6g，五味子（打）5g，细辛（打）1.5g，苦桔梗5g，杏仁6g，冬虫夏草10g，炒远志10g，芥子（打）3g，莱菔子（打）6g，半夏曲（布包）10g，枇杷叶（布包）6g，肉苁蓉15g。

◆解析

喘息之证，其因甚多，病情变化亦甚复杂，但治疗之法不外未发时以养为主，既发时以祛邪为先。临床切须辨明邪正消长情况，分清主次，灵活用药。本例处方以葶苈子大枣汤泻肺消胀，三子养亲汤和射干麻黄汤治咳平喘，止嗽散止嗽化痰，瓜蒌薤白为治胸部胀满常用药物，桔梗与枳壳行气，一升一降俾收理气开胸之效。先用降气定喘、止嗽化痰以去邪，最后始用冬虫夏草补虚养肺，肉苁蓉强壮益肾润便，党参助气益肺，远志益心祛痰，以期根除夙疾。

◆读案心悟

【引自】吕景山. 施今墨医案解读. 北京：人民军医出版社，2009.

祝冬灿医案

【辨证治则】本病内因肺、脾、肾三脏不足，外因寒温失调，接触异物，痰阻气道，壅塞肺络。治宜以重镇降逆、清润豁痰为主。

患者，男，18岁。反复咳嗽5年。患者自初中二年级开始咳嗽，少痰，冬春季节或活动后加剧，盛夏时能缓解，在多家医院检查无阳性发现。今年上半年用倍氯米松雾化吸入等治疗曾一度好转，诊断为咳嗽变异性哮喘。9月下旬以来，咳嗽再作，逐渐加剧，综合雾化、输液等各种手段，病情再无起色。近1周来，咳嗽频作，冲逆而出，头痛眩晕，盗汗，无痰，未见寒热，饮食可，二便如常。舌偏红，苔薄黄，脉弦细。诊断为咳嗽变异性哮喘。

【辨证】证属肝失条达，气郁化火，气火循经上逆犯肺所致。

【治法】治拟平肝清肺，降逆止咳。

【处方】旋覆花（包）10g，代赭石（先煎）24g，黛蛤散12g，海浮石15g，杏仁10g，南沙参10g，天花粉10g，桔梗5g，射干6g，川贝母粉3g，炙马兜铃10g，合欢皮10g，生甘草5g。

水煎服，每日1剂。7剂后咳嗽减少，稍见白色黏痰吐出，未见眩晕头痛，已能正常学习睡眠。前方去炙马兜铃、合欢皮，加瓜蒌壳10g，瘪桃干15g，再进7剂，咳嗽基本消失，后改柴胡桂枝汤调养3个月余，未见复发。

◆解析

咳嗽一证，早在《黄帝内经》就论述颇详，指出“五脏六腑皆令人咳，非独肺也。”西医学将咳嗽变异性哮喘列入身心疾病的范畴，气道高反应性是其基本特征。中医认为，气痰相搏，冲逆而上。因此在治疗上必须针对气逆、痰阻的病机迅以峻剂，重镇降逆，清润豁痰，攻邪以治标；继而依据邪未净，正已虚，病情反复，时缓时著，似有来往不已之势，枢机失利，病在少阳，兼及太阳，可以和解表里，调和营卫，疏利气机，平衡阴阳法善后。同时心理治疗亦相对重要，使其认识自身疾病的特点，解除精神压力，增强战胜疾病的信心。

◆读案心悟

【引自】祝冬灿. 抑木清金法治疗咳嗽变异性哮喘86例. 山东中医杂志，2007，26（6）：389.

周斌医案

【辨证治则】证属风邪伤表，肺气失宣。故治疗以疏风散邪、宣肺化痰为主。

宋某，男，10岁。2003年3月15日初诊。患儿于3个月前开始出现咳嗽，多在清晨和夜间发作，咳嗽时伴咳吐少量白痰。3个月来服用抗生素及中药，病情一直未见好转。今来我院门诊就诊。现症见咳嗽伴咳吐少量白痰，夜间和清晨呈痉挛性咳嗽，在运动后或遇冷空气时加重。查体：口唇干裂，咽红，双侧扁桃体不大，双肺呼吸音略粗，未闻及干、湿啰音及喘鸣音，心腹未见异常。舌淡红，苔白，脉弦。血常规：白细胞计数8.20×10^9/L，中性粒细胞0.63，淋巴细胞0.37。胸部X线片：双肺及肺门未见异常，心脏外形不大。诊断为咳嗽变异性哮喘。

【处方】加味杏苏散：紫苏叶5g，杏仁5g，制半夏5g，茯苓9g，前胡5g，陈皮5g，枳壳3g，桔梗3g，当归5g，川芎5g，地龙5g，蝉蜕5g，甘草3g，大枣2枚。5剂，水煎频服，每日1剂。

二诊：服上药后，患儿咳嗽有所缓解，发作次数、痰量有所减少，仍不易咳出。查体：咽微红，舌淡红，苔白，脉浮。加紫菀5g，续服10剂。水煎频服，每日1剂。

三诊：患儿咳嗽明显缓解，发作次数、痰量明显减少。循上方调治1周，病情痊愈，随诊3个月，病情无复发。

◆解析

肺为“娇脏”，易受内外之邪侵袭而致宣肃失司。肺祛病邪外达，致肺气上逆，冲激

◆读案心悟

声门而发为咳嗽。加味杏苏散是由杏苏散加减化裁而来，而杏苏散方出自《温病条辨》，为治疗风邪犯肺咳嗽的常用方，重在疏风解表，宣肺化痰。方中紫苏叶、杏仁疏风散邪，宣肺止咳；桔梗、枳壳宣肺化痰止咳；前胡疏风降气，化痰止咳；半夏、陈皮、茯苓理气祛湿化痰；地龙配蝉蜕祛风解痉，利咽止咳；当归、川芎活血祛风，起到“血行风自灭”的作用；大枣、甘草调和诸药。诸药合用，全方共奏疏风散邪、宣肺化痰止咳之功效。

【引自】周斌．加味杏苏散治疗咳嗽变异性哮喘46例报告．中外健康文摘·医药学刊，2008，5（1）：92.

陈秀萍医案

【辨证治则】为肾阳不足，不能化气行水；脾阳虚弱，不能运化水湿所致。治宜温补肾阳、健脾利湿。

张某，男，57岁。诉有喘息型支气管炎病史20年，1个月前因外感后急性发作，经服麻杏石甘汤、三子养亲汤、射干麻黄汤、二陈汤及西药阿莫西林、头孢氨苄等治疗，咳嗽、咯血减轻，但喘息不减，前来我处就诊。刻诊：呼吸迫促，动则气喘加重，咳少许白色泡沫痰，面目、四肢轻度水肿，心悸，畏寒肢冷，小便量少，舌体胖大、边有齿痕，苔白滑，脉细弱。查体：双眼球结膜轻度水肿，双肺听诊闻及少许干鸣音。血常规检查正常；X线示慢性支气管炎，肺气肿，肺源性心脏

名医小传

陈秀萍，主任医师，著名肺病专家。北京昌平区中医院首席专家。世界中医学会及中华名医协会理事和香港中华中医药学院客座教授。中国老年学学会中医研究委员会委员，中华中医药学会肿瘤分会主任委员，国家中医药管理局“十一五”计划肺肿瘤重点专科负责人。出版3部专著，发表40余篇论文。

病。根据以上症状，考虑患者久病多虚，中医诊断为哮喘。

【处方】速用金匮肾气丸温阳利水以治其本，加入平喘化痰、益气等药味以助金匮肾气丸之力。地黄60g，山药30g，山茱萸30g，牡丹皮、茯苓、泽泻各25g，肉桂10g，制附子10g，陈皮、半夏、百部、款冬花、杏仁各10g，五味子10g，党参30g，甘草5g。

水煎服。服上方1周后，气喘、水肿减轻，畏寒肢冷症状缓解，尿量增加，肺部干鸣音消失。嘱再守方3剂以巩固疗效。10日后复诊，气喘、水肿诸症消失。根据患者年老体弱、气喘易复发的特点，用补肺汤合玉屏风散加减，嘱患者坚持服药1个月，入冬前再服药1个月，1年内未见气喘发作。

◆解析

喘证不但是肺系疾病的主要证候之一，且可因肾等其他脏腑病变影响于肺所致，因而在用药上要全面考虑。虚喘不外乎为肺虚气失所主、肾虚摄纳失常所致，其治主要在肺肾，尤当重视治肾。正如《类证治裁·喘证》所说“内伤者治肾”，《景岳全书·喘促》篇认为：“虚喘者无邪，元气虚也。”所以在临床上根据中医辨证施治的理论，选用温补肾阳的金匮肾气丸加味治疗阳虚水泛所致的喘证，能获得满意疗效。

◆读案心悟

【引自】陈秀萍．金匮肾气丸加味治疗阳虚喘证90例．北京中医，2006，25（6）：357.

苗祥东医案

【辨证治则】本病脾气虚弱是其根本，中气不足，运化失权，痰浊蕴伏于肺。治宜清热解毒、活血化瘀、涤痰降气。

张某，女，36岁。哮喘始于童年，近年来发作频繁，就诊时因上呼吸道感染引起，发作10日，经抗生素、平喘止咳药治疗效果不显，患者拒绝激素治疗。症见喘鸣，夜间平卧时加剧，咳嗽，痰稀薄量多，面肢水肿，时汗出，神疲气短，面色苍白，舌暗红，苔薄润，脉滑数。查体：双肺哮鸣音。中医诊断为哮喘。

【辨证】证为痰湿阻肺，脾阳受困。

【治法】治以健脾运湿化痰。

【处方】人参6g，白术15g，茯苓30g，炙甘草6g，白扁豆12g，砂仁3g，薏苡仁15g，陈皮12g，大枣5枚，桔梗12g，枳壳12g，大腹皮12g。

水煎服，每日1剂，分2次服。忌烟酒辛辣。服药15日，哮喘已平，咳痰量少、色白，活动量增加时气急汗出，苔薄，脉缓，加桂枝6g，黄芪15g，继服15剂病愈。随访1年，未再发作。

◆解析

哮喘属中医学“哮证”范畴。许叔微《普济本事方·卷一》谓：“凡遇天阴欲作雨，便发……甚至坐不得，饮食不进，此乃肺窍中积有冷痰，乘天阴寒气从背、口鼻而入，则肺胀作声，此病有苦至终生者，亦有母子相传者。”不仅对病因病理、临床特点、预后给予明确阐述，同时指出积痰为哮喘发作之源。历来哮喘治疗宗朱丹溪“哮喘必用薄滋味，专主于痰”“未发以扶正气为主，既发以攻邪气为急”者颇众，具体运用是发作期使用清热解毒、活血化瘀、涤痰降气等方法，恢复期采取扶正固本等综合防治方法。可见，痰为哮喘之因，也为哮喘之病机，更为治疗上必予以重视的病理变化。遇外邪引动或劳作后宗气耗散而发，若给予涤

◆读案心悟

痰降气之品治疗，哮虽可暂得缓解，然脾气益虚，痰伏于肺，久则浸淫五脏六腑，流溢四肢，哮喘发作必越发频繁严重。参苓白术散健脾气、渗痰湿，不仅能消除生痰之病理基础，也能清除痰这一病理产物。所以临床上用于哮喘病的治疗，效果良好。

【引自】苗祥东. 参苓白术散治疗哮喘26例. 天津中医药，2003，20（5）：73.

崔树森医案

【辨证治则】风邪犯于肺管则肺管挛急而气塞，治宜平肝息风，肃肺平喘。

郑某，女，17岁。自诉1年来，经常胸闷气急，呼吸困难，喉中哮鸣，尤自去年入冬以来，发作频繁，须以激素或气管扩张药方可缓解。2天前又开始发作，症状同前，伴心悸，气短，神疲乏力，时或一咳，咳而无痰，脘腹胀满，食欲不佳。诊见：形体虚胖，汗出不止，呼吸有声，面色紫暗，舌体胖大有齿痕，色晦暗，脉沉细而数。检查：体温正常，呼吸36次/分，心率100次/分，两肺布满哮鸣音。胸部X线片示两肺透明度增加。诊断为支气管哮喘。

【辨证】风邪犯肺，肺气壅滞。

【治法】祛外风，息内风，肃肺平喘。

【处方】双风汤加减：荆芥15g，钩藤（后下）15g，代赭石30g，紫石英30g，全蝎6g，地龙15g，紫草15g，当归15g，白芍20g，半夏12g，紫苏子15g，炙甘草10g。

浓煎取汁200mL，续煎取汁200mL，两汁混合分3次温服。每日1剂，连服3剂。二诊告知，症状大减。为巩固疗效，继服2剂。并嘱每个月加强服药2剂，连服2个月。未再用其他药物，随访6个月未复发。

◆解析

综观本病之特点，一是起病快，来势急，呈发作性，缓解则一如常人，与风邪来亦快、去亦快的特点相同；二是本病的症状表现方面，虽有咳痰者，然更有无痰而喘者。无痰而喘当然纯属肺气壅滞。何以壅滞唯当属风。风邪鼓扇，肺失宣肃，则壅滞自成。再审此风，既有外风，又有内风。故拟双风汤治疗。方以半夏、紫苏子化痰利气，降气平喘；以荆芥、钩藤祛散外风；代赭石、紫石英、全蝎、地龙以平息内风；配以当归、白芍、紫草、甘草柔肝缓急。诸药合用，共奏祛外风、息内风、柔肝缓急、肃肺平喘之功效，用于支气管哮喘的治疗，每获奇效，不失为治疗支气管哮喘之良方。

◆读案心悟

【引自】崔树森. 双风汤治疗支气管哮喘66例疗效观察. 中医药研究，2002，18（6）：19.

张宾医案

【辨证治则】痰瘀气壅为哮喘发作时的主要病理基础。治宜泻肺除壅，涤痰除瘀、利气平喘为主。

李某，男，50岁。哮喘病反复发作3年，每年夏秋季节均发作2～4次，每次发作病程达3周左右。2006年8月16日饮酒后发作而就诊。自述胸闷憋气不适，咳嗽咳痰，痰白黏稠，夜间尚能平卧，大便不畅。两肺闻及散在哮鸣音，舌质暗红，苔白厚腻，脉弦滑。中医诊断为哮喘。

【辨证】哮证。

【治法】宣肺除壅，化痰祛瘀。

【处方】大黄12g，葶苈子12g，莱菔子15g，青皮10g，陈皮10g，槟榔10g，生姜6g。水煎服，每日1剂。5剂。

2006年8月22日复诊：服上药后，解下痰涎状黏液便，诸症大减，又以平气散加减续服5剂。随访诸症悉除，一如平常。

◆解析

肺以清肃下降为顺，壅塞上迫为逆，支气管哮喘由肺气壅塞所致，而肺气壅塞又因“痰瘀伏肺”而成。根据丹溪“善治痰者，不治痰而治气”和唐容川的“治一切血证皆宜治气”的古训，治痰瘀应以治气为先。又根据《黄帝内经》“肺苦气上逆，急食苦以泻之”的理论，运用以《卫生宝鉴》卷十二中的平气散为主，疏利气机，利肺平喘，去除原方中有毒的牵牛子，用青皮调肝气，达肺气，使气机升降正常，陈皮调脾气以杜生痰之源，槟榔苦辛温性沉重，下痰利气，加莱菔子以佐之，大黄利腑气，腑气通则肺气自降，佐生姜以外散表寒，内散水饮，又防大黄苦寒伤胃。本方以疏利气机为大法，泻肺除壅，涤痰除瘀，利气平喘而收效。

◆读案心悟

【引自】张宾．平气散加减治疗哮喘54例．实用中医内科杂志，2008，22（9）：19.

第十章　支气管扩张

支气管扩张是指直径≥2mm的中等大小的近端支气管由于管壁肌肉和弹性组织破坏引起的异常扩张。其主要病因是支气管–肺组织感染和支气管阻塞。两者相互影响，促使支气管扩张的发生和发展。本病病程较长，常慢性咳嗽，咳出大量脓性痰，多具臭味，痰量在晨起或体位改变时较多，而且反复咯血，程度不等，通常为痰带血丝，血痰或小量咯血，亦有大量咯血。少数患者仅有反复咯血，而无明显咳嗽及咳痰。长期反复感染的患者可有杵状指（趾）。

根据其临床症状，支气管扩张属于中医学“肺痈”“咯血”“咳嗽”等范畴。治疗本病的基本原则仍宗肺脓肿的治疗原则，以清热祛痰、化瘀排脓为主。因本病多系慢性反复出血，缠绵难愈，表现为气阴两虚、虚实夹杂的特点，因而在清解祛痰、化瘀排脓的基础上，尚须根据病情佐以益气、养阴、止血之品等。

裘沛然医案

【辨证治则】此为咳嗽日久，导致肺肾阴亏，相火内炽，血随火升。治宜化痰止咳、清热养阴。

严某，女，39岁。1993年11月18日初诊（咯血反复出现20余年），患者自15岁起经常咳嗽，伴有痰多，痰色偏黄，有时痰中带血，西医诊断为支气管扩张，给予抗生素及止血药，仅能暂止。自生育之后，每遇经前均要咯血十几口，月经经量较生育前减少。平时咯血量不多，多数是痰中夹血丝。刻下咳嗽痰多，痰呈白色，质较黏稠，夜间盗汗，头痛频作，口渴喜饮，神疲乏力，胃纳尚佳，大便正常，舌苔薄白，舌质暗红，脉细弦。中医诊断为咯血。

【辨证】肺肾阴虚，相为内炽。

【治法】治以养阴清热，佐以止咳化痰。

【处方】生石决明（先煎）、生地黄各30g，淡黄芩24g，黛蛤散（包）18g，侧柏炭、生蒲黄（包煎）、麦冬各15g，冬桑叶、牡丹皮、茜草根、百部、紫菀各12g，北细辛10g，川贝母9g。7剂，水煎服。

二诊：服上药1周后，咳嗽、咳痰略有减少，咯血未见，嘱其继服上药。

三诊：服药3周后月经来潮，经前咯血已由原来十几口减为四五口，黄痰较多。再服上方加桃仁、杏仁各12g。

四诊：服药1个月后，口渴、盗汗已除，月经来潮已无咯血，经量增多亦趋正常。患者坚持服药3个月，1年后随访，经前咯血已除，平素咳剧偶见痰带血丝。

◆解析

支气管扩张以咳嗽、咳大量脓痰和反复咯血为主要症状，因此属中医学

◆读案心悟

“咯血”范畴。每于经前咯血，并伴有月经经量减少，中医称“倒经”，咳嗽咯血日久系肺肾阴亏之象，女性以血为本，以血为用，经、产、乳都与血有关，而血的运行，全赖肝的疏泄条达，今肾阴不足，肝阳偏旺，血随火上逆而致咯血。今患者平素痰涎壅滞，阻碍血气运行，以致经临量少。故裘老在方药用药中仔细斟酌，除用生地黄、百部、麦冬补益肺肾之阴外；又以桑叶、石决明、黛蛤散、牡丹皮、黄芩平肝泻火；用桃仁、茜草、侧柏叶、蒲黄凉血行血，使血行循经而不外溢；再佐贝母、杏仁、紫菀化痰止咳。按此类病例，一般不敢用细辛，而本例则重用之，且与黄芩相配，细辛大辛，黄芩大苦；细辛性温，黄芩性寒，寒温结合，共奏开窍宣肺、清气化痰之功。故全方既能使咳嗽减、脓痰少、咯血止外，还能使经量增多。裘老认为：“生地黄一药，近人只作为凉血或滋阴应用，实则该药并有活血行瘀之功，故治疗咯血或吐血，生地黄为一味较为理想之药物。”

【引自】赵国仁. 中医临床验案四百例传心录. 北京：人民军医出版社，2012.

方和谦医案

【辨证治则】久病肺气虚，肺络失养而乏力背痛。治以养阴清肺、益气止血。

张某，女，33岁。2005年8月30日初诊（患者咯血1年，因外感后引发），患者1年前因咯血，在某医院CT检查发现右肺中叶及左肺下叶支气管扩张。后遂被诊断为支气管扩张，在某医院治疗后好转。6个月后咯血又发作，咯大口鲜红色血。现偶见咳嗽，有痰，量多色黄，未见咯血，伴乏力，后背痛，行经腹痛，有血块；纳可，便可，睡眠一般，舌质淡红，苔薄白，脉弦滑。听诊：右中肺、左下肺偶闻及湿啰音。诊断为咯血（支气管扩张）之气阴两伤，肺络不固证。肺为娇脏，又为脏腑之华盖，喜润恶燥，喜清恶浊，故邪气犯肺，肺失清肃则为咳嗽；损伤肺络，血溢脉外，则为咯血；肺气不利，湿邪停滞而吐黄痰。

名医小传

方和谦，首都医科大学附属北京朝阳医院主任医师、教授，全国名老中医学术经验继承工作指导老师、“首都国医名师”。临床擅治多种疑难杂症。对呼吸系统、心脑血管及肝胆系统疑难杂症的治疗有独到之处。方和谦处方用药，药少力专，病人称赞“方老药味少，味道不难喝，还解决问题。”

【处方】百合地黄汤合紫菀汤加减：百合、太子参、藕节、炒薏苡仁各15g，茯苓12g，熟地黄、生地黄、桔梗、炙甘草、麦冬、炙紫菀各10g，白芍、炒阿胶珠、荷梗、丝瓜络、炙甘草各6g，当归、橘络、紫苏叶各5g，大枣4枚。6剂，水煎服，每日1剂。

复诊：服药6剂后，咳嗽消失，仍有黄痰，痰量减少，后背疼痛，胁肋胀满，纳便可，舌质淡红，苔薄白，脉弦滑。前方有效，继续养阴清肺、益气止血。

【处方】百合、太子参、炒薏苡仁、藕节各15g，茯苓12g，熟地黄、生地黄、苦桔梗、炙紫菀、陈皮、麦冬各10g，炙甘草、白芍、紫苏梗、炒阿胶珠、炙甘草、丝瓜络各6g，当归5g，大枣4枚。12剂，水煎服，每日1剂。

◆解析

方老临证认为，肺为娇脏，又为脏腑之华盖，喜润而恶燥，喜清而恶浊，支

◆读案心悟

气管扩张咯血不愈，在中医学属“咯血”范畴，故从血证论治施以养阴清肺，益气止血。

本例肺气不利，湿邪停滞而吐黄痰；久病肺气虚，肺络失养而乏力背痛。方老取赵蕺庵百合固金汤，用之合紫菀汤治疗咯血，取得很好疗效。

【引自】赵国仁. 中医临床验案四百例传心录. 北京：人民军医出版社，2012.

黄文东医案

【辨证治则】肝火偏旺，阴虚火扰，灼伤肺络，故见咳血。故治疗以泻火平肝、活血通络为主。

李某，男，74岁。1974年12月17日初诊。患者咳血经久不愈已4个月余。经X线胸透排除肺癌和肺结核，原有轻度肺气肿。目前咳不甚剧，前晚曾咯出鲜血十几口，痰如白沫，有时左胁隐痛，口干，动则气急，饮食二便均正常。舌苔薄，脉弦。中医诊断为咯血。

【辨证】肝火犯肺，肺络受伤。

【治法】清肺平肝，化瘀和络。

【处方】泻白散合黛蛤散加味：桑白皮12g，地骨皮12g，北沙参9g，杏仁9g，桃仁4.5g，牡丹皮9g，赤芍9g，制大黄4.5g，黄芩9g，炙紫苏子12g，黛蛤散（包煎）12g。

1974年12月24日二诊：咯血已止，胁痛亦减，咳痰不爽，纳食如常，舌苔薄，脉弦。仍予清肺平肝、滋阴宁络之法。原方去桃仁，加瓜蒌皮9g，麦冬9g。再进6剂。

1974年12月31日三诊：十几日来未见咯血，但左胁偶有牵痛，咳已少，鼻燥，二便正常。苔薄腻，脉弦。再拟清养气阴、润肺化痰方以善其后。

【处方】北沙参9g，桑白皮9g，地骨皮9g，黄芩9g，杏仁9g，冬瓜子12g，丝瓜络6g，赤芍9g，炙远志4.5g。

◆解析

系因肝火犯肺伤及肺络而咳血。肝脉布于两胁，脉络瘀滞，症现胁肋引痛。治以平肝清肺，化痰和络。方用黛蛤散、泻白散加化瘀药，证治较为合拍。方中黛蛤散清肝化痰，泻白散泻肺清热，桃仁、赤芍等活血化瘀，大黄化瘀清热、推陈致新，肝火得平，肺气肃降，瘀热下行。此案见血而不用止血药，咳血能自止者，乃审证、求因、治本三者相结合之妙。

◆读案心悟

【引自】王志英.难治性呼吸病辨治与验案.北京：科学技术文献出版社，2011.

张子琳医案

【辨证治则】肺为娇脏，喜润恶燥，风热燥邪伤肺，则咳痰胶黏不爽，震伤肺中络脉而致咳血。故当润肺化痰、清热利湿。

田某，男，27岁。1976年6月10日初诊。咳嗽，吐白黏痰。10天前突然咳血，满口皆血。随后痰中带血点、血丝。有时痰血相混。口干，咽干，时有胸痛。舌质红，少苔，脉沉，至数正常。中医诊断为咳嗽咯血。

【辨证】肺气失宣，咳伤肺络。

【治法】宣肺化痰，理气止血。

【处方】桔梗6g，贝母10g，紫菀10g，橘红6g，炙枇杷叶6g，瓜蒌10g，麦冬10g，百部10g，甘草5g，茜草6g，阿胶10g，藕节10g，仙鹤草12g，地骨皮12g，桑叶12g，淡竹叶6g。

1976年6月14日二诊：上方服4剂，咳嗽，痰中已无血，晚间咽干、胸痛减轻，头晕愈。下午手足心热，腰困，脉沉弱，仍遵上法。

【处方】桔梗6g，贝母10g，杏仁10g，紫菀10g，橘红6g，炙枇杷叶6g，瓜蒌仁12g，麦冬10g，百部10g，紫苏子6g，茜草6g，地骨皮10g，甘草5g，沉香6g，牡丹皮6g，桑叶10g。

1976年6月18日三诊：服上方4剂，再未咳血，胸痛好转。只有劳动时觉轻微疼痛。咳痰白黏，咽干，盗汗，小便频数，手心发热，腰困。脉仍沉弱。治宜滋补肺肾，化痰止嗽，辅以敛汗。上方改橘红为10g，瓜蒌仁10g，地骨皮12g，加辽沙参10g，五味子5g，菟丝子15g，杜仲12g，煅龙骨10g，煅牡蛎10g，浮小麦18g，枸杞子10g，去紫苏子、杏仁、紫菀、炙枇杷叶、茜草、沉香、桑叶，水煎服。

1976年6月28日四诊：上方加减服6剂，胸痛轻微，咳嗽痰少而黏，盗汗止，小便次数减少，但尿时仍痛，手心还热，腰困，脉沉弱。上方加知母10g，桑叶10g，地骨皮改为21g，继服6剂，诸症渐安。

◆解析

咳血系指由肺经气道咳嗽而出，痰血相兼，或痰中带血，或纯血鲜红间夹气泡的病证。多因外感风热燥气或内伤情志，直接或间接伤及肺络所致。痰血相兼，或痰中带有血丝、血点。盖治以祛除外邪，止嗽止血、润肺化痰之法。标本兼顾，构思周密，疗效颇佳。

◆读案心悟

【引自】王志英. 难治性呼吸病辨治与验案. 北京：科学技术文献出版社，2011.

余韵星医案

【辨证治则】聚毒致瘀，破损肺络，而导致支气管扩张。宜用解毒化痰、凉血止血药物治疗。

李某，女，48岁。1994年5月16日初诊。患支气管扩张4年，中西药治疗乏效，病情日益加重。支气管造影：右下肺支气管腔呈圆形囊状阴影。症见咳嗽黄痰，咯血鲜红，动则气促，伴胸闷，五心烦热，盗汗，大便干，小便黄，舌质红、苔黄少津，脉细数兼滑。中医诊断为咳嗽咯血。

【辨证】为热壅于肺，气阴两伤。

【处方】补脏益络汤加味：生地黄、水牛角各30g，天荞麦根、虎杖根各25g，山茱萸16g，田三七粉（冲服）10g，枳壳、炒黄芩、浙贝母各12g，百合40g，北沙参60g，蒲公英、夏枯草各16g，益智8g。7剂。

二诊：五心烦热及盗汗均已不作，咳嗽咯血大减，原方去黄芩、贝母，又服2个月，诸症平息，依原方5倍量为1料，研成细末，炼蜜为丸，每日吞服2次，每次9g，以作善后。半年后行支气管造影示，两肺清晰。随访已3年，未见复发。

◆解析

补脏益络汤中以4对对药为主。生地黄味甘性寒，滋肾降火，《神农本草经》谓其"通血痹"，凉血止血而不留瘀，对阴虚火旺而有血瘀之出血症颇相宜；水牛角味苦咸、性寒，为清热解毒、凉血止血之平剂，与生地黄相伍，自有犀角地黄汤之妙，能降火解毒止血，此为第一对对药。天荞麦根味酸苦、性寒，能清热解毒、祛风利湿；虎杖根味苦性平，能祛风利湿，活血通经，与天荞麦根同用，有败毒补络之功，此为第二对对药。沙参味甘性平，轻清入肺，益气养阴，生津润络；百合润肺益胃，固金敛液，与沙参相伍，均

◆读案心悟

取以重剂，乃肺胃同治，补肺益中，大有黄芪之功，但无黄芪之温，甚切肺为娇脏之性，故有补络补管之妙，此为第三对对药。山茱萸大补肾之元气，收敛肺气，补络补管；益智甘温补肾，散寒化饮，善治肾虚痰浊上乘之证，与山茱萸相伍，甘温理虚，补肾益精，又可防生地黄等群阴之品的苦寒太过，此为第四对对药。此外佐以田三七，加强化瘀止血之功；枳壳理气宽中、疏肝醒脾，又防生地黄之腻滞；夏枯草清热解毒、疏肝散结。

综观全方，补五脏而不峻，清火毒而不泻，止出血而不瘀，化痰饮而不燥，丝丝入扣，相得益彰，是故五脏受益，上归于肺，火降毒败，痰蠲瘀消，肺络得补，用于治疗支气管扩张实为对症之方。

【引自】余韵星．补脏益络汤治疗支气管扩张症59例．浙江中医杂志，1999（10）：430－431.

崔悦医案

【辨证治则】支气管扩张证属痰热或兼气阴不足者。宜用清热解毒、止血平喘药物治疗。

徐某，女，25岁。主诉：咳嗽、咳痰7年，加重伴哮喘1年。患者因咳嗽、咳痰于5年前诊断为支气管扩张，经反复使用抗生素治疗无改善，且于1年前并见哮喘之症，曾用头孢、环丙沙星等疗效不佳，于2001年4月25日来诊。诊见面黄，消瘦，呼吸困难，三凹征阳性，咳痰黄稠，舌红，苔薄黄，脉细数。听诊：双肺满布哮鸣音。胸部X线片：支气管扩张。血常规示白细胞计数11.2×10⁹/L。中医诊断为咯血。

【辨证】证属痰热蕴肺，气阴不足。

【处方】清肺汤：黄芩、金银花、连翘、栀子、桑白皮、胆南星、半夏、川贝母、沙参、麦冬各15g，鱼腥草、太子参各30g，地龙15g，炙麻黄10g，射干15g。

每日1剂，水煎服。连服20天为1个疗程。服药2个疗程，咳痰症状消失，双肺听诊正常，血常规示白细胞计数7.8×10⁹/L。胸部X线片复查明显好转。随访1年，病情无反复。

◆解析

支气管扩张属中医学“咳嗽”“咯血”“哮喘”等范畴，病情缠绵，易反复发作，临床证候以痰热或兼气阴不足为常见。方中黄芩、金银花、连翘、栀子以清其热，桑白皮、胆南星、川贝母、半夏化其痰，同时以沙参、麦冬养其阴，太子参益气以扶正，共奏清热化痰、养阴益气、标本兼顾之功。临床观察清肺汤治疗支气管扩张，临床症状消失快，且胸部X线片示改善理想，较反复使用抗生素治疗疗效可靠、稳固，尤其是远期疗效优于西药治疗。

◆读案心悟

【引自】崔悦. 清肺汤治疗支气管扩张39例. 吉林中医药，2003（23）：9.

庞梅珍医案

【辨证治则】支气管扩张咯血属肝火犯肺证者。治宜清热解毒、润肺止咳。

汪某，男，46岁。2000年3月18日来诊，患者素有咳嗽咯血反复发作病史，17日因食多量的羊肉火锅而诱发咯血就诊。诊见患者体形消瘦，面色微红，轻度咳嗽，咳血呈鲜红色，量多，每日150mL左右。症见舌红，苔薄黄，脉弦细。体温37.2℃。胸部X线片示右下肺野肺纹理增多增粗，并呈卷发样改变，考虑右下肺支气管囊状扩张。中医诊断为咳嗽咯血。

【辨证】证属肺阴亏虚，肝火上逆犯肺，灼伤肺络。

【治法】治宜清心泻火，凉血止血。

【处方】加味止血方：鱼腥草200g，墨旱莲100g，鲜鸡蛋4个，仙鹤草25g，白及粉（包煎）20g，白茅根25g，生地黄15g，白芍、牡丹皮各15g，甘草10g。

每日1剂，煎服，治疗8天，诸症悉除。为了巩固疗效，继续隔日1剂，连服7天，病告痊愈。

◆解析

支气管扩张咯血为内科急诊之一，属中医学“咯血”范畴。中医学认为，肝之经脉由下而上，贯膈注于肺，其气升发，助肺宣发；肺居上焦，其气肃降，具有抑制肝阳上升太过之功，此乃金制木之意。加味止血方取于民间验方，方中鱼腥草有清肺热解毒之功效，现代药理研究表明，鱼腥草有抗菌、抗病毒、解热镇咳作用，并能通过促进细胞的吞噬功能来增强机体的免疫力，是治疗风热咳嗽、燥邪犯肺的良药；墨旱莲有消炎止血作用，能解郁热，散瘀结，清心泻火，凉血止血；鸡蛋有补肺止咳、益气养心、镇静的作用。根据证候配以生地黄、牡丹皮、白及、仙鹤

◆读案心悟

草、白茅根清热利水，引热下行。诸药相配，共奏清肺热、泻肝火、补肺止咳、养血止血、益气补中之功，故能在短期内杜病源而获佳效。

【引自】庞梅珍. 加味止血方治疗支气管扩张50例疗效观察. 湖南中医杂志，2001（17）：12－13.

张保平医案

名医小传

张保平，男，1924年出生，福建福州人。北京协和医院内科主任，博士研究生导师。他是我国著名的呼吸病学家和临床医学家，在呼吸内科专业领域内工作已经有50余年，对呼吸道感染、支气管哮喘、慢性阻塞性肺疾病、肺部肿瘤、急性和慢性呼吸衰竭等病症有较深入的研究。

【辨证治则】痰热壅肺型支气管扩张咯血。故治疗以清热化痰，宣肺止咳为原则。

陈某，男，53岁。于2004年3月以“间断咳嗽、咯血10年余，再发并加重3天”为主诉来就诊。患者既往有支气管炎病史20年余，近10年反复出现咳嗽、咯血。曾在当地人民医院查胸部X线片示双肺纹理增粗且乱；支气管造影确诊为支气管扩张咯血。3天前因外感风寒而发热，咳嗽，咯血痰，颜色鲜红，每天30～50mL，且逐日加重。查血常规示白细胞计数13.7×10^9／L，中性粒细胞0.81；胸部X线片示双肺纹理粗且乱。现症见咳嗽，咳痰，痰中带血，血色鲜红，胸痛，面红口干，舌质偏红苔黄，脉弦数。中医诊断为咳嗽咯血。

【辨证】证属痰热壅肺。

【处方】清热化痰汤：黄芩、竹茹、茜草、白及各12g，桑白皮、牡丹皮、连翘各10g，鱼腥草、苇茎各30g，杏仁、葶苈子各20g，桔梗、瓜蒌皮、生甘草各15g。

每日1剂，水煎，分早、晚2次服。4剂后咯血明显减少，10剂后咳嗽渐止，未再咯血，复查血常规恢复正常。服用1个疗程后休息3天，上方去连翘、杏仁、瓜蒌皮、茜草，加当归、独参，继续巩固10天。随访6个月未见发作。

◆解析

清热化痰汤中黄芩、桑白皮、连翘，鱼腥草清肺热；茜草、白及、牡丹皮凉血止血；苇茎、桔梗、杏仁、葶苈子、竹茹宣肺祛痰止咳；甘草调和诸药。诸药配伍，共同起到清热宣肺、化痰止血作用。现代药理研究显示，白及能增强血小板因子Ⅲ活性，有良好的物理性局部止血作用，可显著缩短凝血时间及凝血酶原时间；茜草有止咳、祛痰作用，能缩短血液凝固时间；葶苈子中的苄基芥子油对酵母菌等20多种真菌及数十种其他的菌株均有抑制作用；牡丹皮对白色葡萄球菌、枯草杆菌、伤寒杆菌等有较强的抗菌作用；黄芩有抗感染、抗变态反应及解热利尿作用。临床研究显示，以辨证论治为核心的中医药治疗在缓解支气管扩张发作期症状、缩短病程、降低复发率方面有鲜明的特色和优势。

◆读案心悟

【引自】张保平．清热化痰汤加减治疗支气管扩张咯血42例疗效观察．中医药学刊，2006（24）：2319－2320．

杨修策医案

【辨证治则】肺阴虚亏，气血不足，感受外邪，上犯肺系，清肃失司，阳络受伤，故咳嗽、咳痰夹血随之而出。治宜止血补虚、润肺化痰。

尹某，女，55岁。于1996年2月2日入院诊治，患者咳嗽咳痰量多伴大咯血2天，低热38℃，有支气管扩张病史5年，每因感冒受凉，旧病即复发，咳嗽咯血反复发作已有十几次，此次用西药头孢曲松、垂体后叶素等治疗十几天，热退咯血减少，但不能痊愈。今邀余诊治，见患者面白，体瘦，咳嗽，咳黄痰夹有少量鲜红血。血常规：白细胞计数8.5×10^9/L，血红蛋白95g/L，红细胞计数3.2×10^{12}/L，中性粒细胞0.85，淋巴细胞0.15，血小板计数150×10^9/L。舌淡红，薄黄苔，脉细数。

【辨证】证属肺阴不足，阴虚火旺。

【处方】百合膏1剂：百合60g，黄芪60g，白及60g，仙鹤草60g，浙贝母60g，阿胶60g，蜂蜜350g。

先将草药反复煎3次，去渣取汁1500mL，再加入阿胶、蜂蜜溶化过滤，熬膏1000mL，分2日6次温服，2天尽服之，药后病即霍然。为巩固疗效，续服2剂出院，尔后3年内每逢秋冬，春初预防咯血，依照上方服2～4剂，始终未再复发。

◆解析

支气管扩张咯血属中医学“咯血”范畴，其病在肺，多由急性转为慢性，积年累月咳嗽咳痰不已，而致支气管扩张咯血。因此治疗应采取补气血、固肌表、滋肺阴、止咳嗽、收敛止血之法。药用百合、仙鹤草养阴润肺，清心安神，止血补虚；黄芪补气固表，托疮生肌；浙贝母清热散结化痰；白及收敛肺气，消肿泻热；阿胶补血滋阴润肺；蜂蜜滋养润燥，解毒通便，益气补中。药仅7味，配伍严谨，标本同治，切中病机，疗效满意，屡用屡验。

◆读案心悟

【引自】杨修策．百合膏治疗支气管扩张症咯血155例．光明中医，2000（15）：50－51.

梁涛医案

【辨证治则】痰热壅肺型支气管扩张咯血。治宜凉血止血、宣肺止咳。

梁某，女，58岁。因咳嗽、咯血反复20余年，再发3天入院。既往有咯血反复发作20余年，3天前因外感风寒而发热，咳嗽，咳出血痰，颜色鲜红，每天量50～60mL，逐日加重。血常规：白细胞计数14.12×10^{9}／L，中性粒细胞0.73。胸部X线片示两肺纹理增粗。现患者咳嗽，胸痛，面红，口干，痰色鲜红，舌质偏红，苔黄，脉弦数。中医诊断为咳嗽咯血。

【辨证】证属痰热壅肺。

【治法】清热化痰止血。

【处方】桑叶10g，杏仁10g，黄芩10g，牡丹皮10g，三七10g，生地黄12g，玄参12g，侧柏叶12g，茜草10g，蒲黄炭6g，金银花10g，桑白皮12g。

每日1剂，加水500mL，沸后煎煮15分钟，取汁300mL，分2次服。7天为1个疗程。2剂后咯血量明显减少，连服7天，咳嗽渐止，未再咯血，血常规恢复正常。

◆解析

支气管扩张咯血属中医学“血证”范畴，其病机多为火热之邪灼伤肺络、迫血外溢所致。正如《济生方·吐衄》所说：“夫血之妄行也，未有不因热之所发。盖血得热则倬溢，血气俱热，血随气上乃吐衄也。”故血证多以治火、治气、治血为基本原则。方中桑叶、杏仁宣肺止咳；黄芩、牡丹皮清热泻火；玄参、

◆读案心悟

生地黄滋阴清热；侧柏叶、茜草、蒲黄炭、三七凉血止血。现代药理研究证实，三七能缩短凝血酶原时间、降低毛细血管通透性；茜草有止咳、祛痰作用，能缩短血液凝固时间；牡丹皮对白色葡萄球菌、枯草杆菌、伤寒杆菌等有较强抗菌作用；黄芩具有抗感染、抗变态反应、解热利尿等作用。诸药合用，起到清热泻火、凉血止血之作用，从而达到治疗支气管扩张咯血之目的。

【引自】梁涛. 自拟清肺汤治疗支气管扩张咯血30例. 广西中医学院学报，2004（7）：25.

施今墨医案

【辨证治则】痰涎煎熬，腐化如脓，气失宣畅，咳嗽胁痛。乃慢性支气管扩张病例，治宜清热解毒、活血化瘀。

巩某，男，47岁。咳嗽15年，6个月前曾咯血，经某医院检查，诊为支气管扩张。现症：痰量极多，每日约有500mL，色黄绿如脓，且有晦暗血色，味腥臭，两胁疼痛，食欲缺乏。舌苔黄垢，脉弦数。中医诊断为咳嗽咯血。

【辨证】内热久郁，浊气熏蒸。

【治法】拟祛痰清热解毒法治之。

【处方】炙前胡5g，炙白前9g，旋覆花（布包）6g，赭石（布包）12g，白芥子1.5g，莱菔子6g，炙紫菀、炙紫苏子各5g，冬瓜子、甜瓜子各18g（同捣），苦桔梗5g，陈橘红、陈橘络各5g，半夏曲、枇杷叶各6g，款冬花5g。另：犀黄丸（分2次随药服）6g。

二诊：服药5剂，未见效果，一切如旧，仍拟前法再增药力治之。

【处方】茯神、茯苓各10g，款冬花5g，炒远志5g，桔梗5g，白杏仁6g，旋覆花（布包）6g，赭石（布包）12g，炙紫苏子、炙化橘红各5g，莱菔子（打）5g，白芥子（打）1.5g，冬瓜子（捣）18g，甜瓜子（捣）10g，炙前胡、炙紫菀各5g，花蕊石（打）6g，钟乳石（打）12g。另：西黄丸3g（分2次）送服。

三诊：服药4剂，除两胁疼痛减轻外，余症未见大效，拟用丸药服20日观察。每日早、晚服气管炎丸20粒。午服西黄丸5g。晚服白及粉5g，三七粉1.5g。

四诊：服前方丸散20日，已见效，诸症均有所减，遂又多服10日，痰量减少一半，已经无血色及黄绿脓痰，较前略稀，仍有臭味。

【处方】①大瓜蒌一个剖开，纳入整个半夏，塞满，用线扎紧，外用盐泥封固，灶下火灰煨透去泥皮，研细末每日早、中、晚各服5g；②海蜇皮500g，荸荠1000g，洗净，连皮切碎加水慢火煎熬如膏，早、晚各服1汤匙，服完再制，共服1个月。

五诊：服药1个月，痰量每日180mL左右，咳亦随之减少，但觉心悸头晕，拟配丸方服。

【处方】茯苓30g，生龙骨、牡蛎各30g，玄明粉15g，款冬花15g，炒枳壳30g，苦桔梗15g，黛蛤散30g，化橘红15g，川贝母30g，法半夏30g，天花粉60g，远志30g，茯神30g，紫厚朴30g，陈橘络30g，白知母15g，白杏仁30g，甘草30g。

共研细末制蜜丸如小梧桐子大，每日早、晚各服10g，每日中午服西黄丸5g。

六诊：服药期间病即减轻，中间曾停服数日，诸症又行加重，现在痰量又增至每日180mL左右。臭味已除，痰稀色黄，心悸头晕。用药：每日早服二陈丸10g。午服西黄丸3g。晚服强心丹16粒。

七诊：服丸药咳减痰少，症状大为减轻，近日天寒，痰量又多，咳嗽亦增，气短心悸，暂用汤剂补充。

【处方】吉林参（另炖兑服）5g，炙黄芪15g，酒丹参18g，百合12g，茯苓12g，玉竹15g，炒远志6g，橘红5g，北沙参（米炒）12g，橘络6g，野白术6g，炙甘草3g，清半夏6g。

八诊：服药6剂，精神好转，心悸、头晕、气短，亦均见效，有咳嗽，痰稀白量不多。用药：每日早服茯苓丸10g。午服西黄丸6g。晚服气管炎丸20粒。

◆解析

支气管扩张的特点：病程较长，反复咳嗽，咳脓痰，痰液静置后可分为3层，上层为泡沫，中层为黏液，下层为残渣。反复咯血，血量不一。其治疗原则：促进脓液排除，控制继发感染。本案为一慢性支气管扩张病例，病程长达15年，治之极为棘手。一至三诊，病情毫无减轻，但辨证已清，即应守法有恒。治疗历经13个月，各诊方药有变，而化痰清热解毒之法，则贯彻始终。尤以西黄丸，一用到底。此药本治痈肿，其解毒排脓之力甚强，用于支气管扩张，化脓痰，清肺热，疗效也佳。四诊所用海蜇皮与生荸荠熬膏，名曰雪羹汤，润燥化痰最效。

◆读案心悟

【引自】吕景山. 施今墨医案解读. 北京：人民军医出版社，2009.

第十一章　肺脓肿

肺脓肿是肺组织坏死形成的脓腔。临床特征为高热、咳嗽和咳大量脓臭痰。胸部X线片显示一个或多个的含气液的空洞，如多个空洞直径≤2cm，则称为坏死性肺炎。本病男多于女。自抗菌药物广泛使用以来，发病率已明显降低。

肺脓肿属于中医学“肺痈”范畴，常为先天诸因素致使机体正气虚衰，抗病力不足，复感病邪而发病，肺叶生疮，形成痈疡，以发热、咳嗽、胸痛、咳吐腥臭脓血浊痰为特征的病症。属内痈之一，咳吐腥臭脓血浊痰为肺痈所特有症状。

本病病位在肺，总属邪热郁肺，蒸液成痰，邪阻肺络，血滞为瘀，而致使痰热与瘀血郁结，蕴酿成痈，血败肉腐化脓，肺损络伤，脓肿溃破外泄。其主要病理表现为邪盛的实热证候，脓肿溃后，方见阴伤气耗之象。

任继学医案

【辨证治则】患者为肺痈实热证，邪热入里，故当以清热解毒，益气养阴为主。

卢某，67岁。1995年2月23日初诊。患者于入院前9日起发热，汗出热不退，咳嗽，左侧胸痛，痰黏稠有臭味，便秘，口干引饮，食欲缺乏。查体：体温38.4℃，营养欠佳，精神疲惫，心尖区有Ⅲ级收缩期杂音，心率较快，左肺中部呼吸音降低，有湿啰音，舌苔黄厚腻，边尖红，脉弦数。检验：白细胞计数18×10^9/L，中性粒细胞0.81；红细胞沉降率110mm/h；痰培养有革兰阳性菌、白色葡萄球菌、草绿色链球菌。胸部X线片示两肺纹理明显增深，左肺中部大片浸润阴影，中有液平，壁厚且模糊。诊断为左肺脓肿。

入院后在有效抗生素使用基础上给予中药治疗，用鱼腥草和桔梗、千金苇茎汤、银花甘草汤和白虎汤。服药1周后，热仍弛张不退，大便由秘结而转为稀薄，前方去白虎汤，加黄连、黄芩，因年高正气虚弱，故又加黄芪连服1周后热渐下降，咳出臭痰量多，9日后热退，咳嗽、咳痰减少，食欲增加；X线检查：左上肺脓肿空洞缩小。前方减黄连、黄芩加北沙参。3周后咳嗽咳痰已很少；X线复查：肺部空洞消失。但于住院的第58日突发高热、咳嗽、右下胸痛，再做X线检查，左肺脓肿病变与前次大致相仿，右肺纹理增粗，有继发感染病变。处方用银翘散加鱼腥草、桔梗、黄连、浙贝母、桑白皮等。服药5日热退，咳嗽减少，胸痛消失。仍改用原方加白及、合欢皮等，2周后临床症状消失。X线检查：肺脓肿炎性浸润较前有好转，10日后复查，肺部炎性浸润明显吸收，白细胞正常，红细胞沉降率已减至17mm/h。住院85日出院，体重增加8kg，出院后2周X线摄片复查：肺脓肿病变已消散，仅遗留纤维组织阴影。

◆解析

肺痈多属实热证，治以祛邪为总则，而清

◆读案心悟

热解毒、化瘀排脓则是治疗肺痈的基本原则，根据病位与邪正特点，治疗初期与末期的重点从祛邪转为扶正，所选方药各有特点。该案例在初期邪热在肺卫气分时则以苇茎汤、白虎汤加桔梗、鱼腥草等，加强清热解毒消痈排脓；随着病情变化，邪热入里则以黄连解毒汤为主清解三焦热毒；后期气阴不足则以黄芪、沙参、麦冬等益气养阴，正虚邪留，症情还会有反复，所以疗程长，根据变化适当在后期加用桑白皮、浙贝母化痰，如有表证还可加用银翘散等。在治疗过程中注意不能仅凭患者症状的变化，更要通过胸部X线片或CT视吸收情况适当调整方药，肺痈病人病势急，症情变化快，更宜注重中西医结合治疗，而不能一味强调中药排斥西药治疗而引发医疗事故。

【引自】赵国仁. 中医临床验案四百例传心录. 北京：人民军医出版社，2012.

周仲瑛医案

【辨证治则】肺痈早期证属瘀毒内结，治以清肺解毒、化瘀消痈。

患者，刘某，男，35岁。因“间断性左侧胸痛3个月余，伴发热、气促、乏力13天”于2007年11月20日至我院就诊。约于3个月前患者不明原因出现左侧胸痛，呈阵发性胀痛、隐痛不适，无胸闷，无咳嗽、咳痰、气促，无畏寒、发热，精神较差，食欲可，无明显潮热。患者未引起重视，当地诊所多次以“感冒”治疗，但盗汗症状一直未见明显缓解，并于本次入院前13天开始出现间断性发热（具体体温不详），伴乏力，稍活动后气促，仍有左侧胸痛，2007年11月10日患者于温州市某区中心医院就诊并住院，经胸部X线片、胸部CT检查后考虑诊断为肺脓肿，予以抗感染、化痰及对症治疗后，患者体温有所下降，但胸痛、发热、气促等上述症状一直未见明显缓解，并开始出现频繁咳嗽，初起为白色黏痰，后为黄色脓痰，医师认为无手术指征。考虑经济原因，患者遂要求回本地继续治疗。入院症见发热多汗，但热不寒，咳嗽气促，胸闷时痛，咽干烦躁，痰多黄稠，舌红苔黄，脉浮数。入院查体体温38.8℃，左侧中下肺部叩诊浊音，左肺呼吸音减弱，可闻及明显湿啰音；X线片示左侧胸腔积液，左肺门处炎症。B超示左侧胸腔积液（极度粘连）；左膈下液性为主的混合感染累及脾，结合临床考虑脓肿形成前期。血常规：白细胞计数21.1×10^9/L，中性粒细胞0.79，淋巴细胞0.004，红细胞计数4.10×10^{12}/L，血红蛋白121g/L，血细胞比容0.37，血小板计数400×10^9/L。胸部CT考虑为肺及胸壁的脓肿形成。根据其病史及临床表现，西医诊断为肺脓肿，中医诊断为肺痈。

【处方】五味消毒饮合苇茎汤加减：金银花15g，野菊花15g，蒲公英20g，紫花地丁20g，紫背天葵10g，薏苡仁40g，芦根20g，赤芍30g，桃仁15g，冬瓜仁30g，瓜蒌30g，大黄10g，枳实12g。

上述药物连服3日后，体温仍然稽留在38.5～39.8℃，咳剧增，痰如脓，且有腥臭味，根据脉证，认为系热毒邪盛，痈脓内溃外泄。遂除加强清热解毒外，酌加桔梗、葶苈子等排脓之品，上述药物再服4天后体温渐下降至37.5℃左右，5天后热退，咳嗽、咳脓痰减少，痰液转为清稀并伴气短、自汗、盗汗，口燥咽干，面色不华，精神萎靡，舌质红苔薄，脉细数。考虑脓已外泄，邪毒已去，但肺络损伤，溃处未愈。故治以养阴益气清肺。

【处方】沙参清肺汤加减：沙参15g，合欢皮20g，白及15g，黄芪50g，太子参20g，麦冬20g，百合15g，桔梗12g，冬瓜仁30g，薏苡仁40g，甘草6g。

上述清补并用之剂又服10天后，胸部X线片示左下肺积液已吸收，唯空洞尚未完全闭合，患者一般情况良好。2007年12月8日出院。2个月后复查胸部X线片示左肺空洞已消失，仅遗留纤维素状阴影。

◆解析

肺痈分成初期、成痈期、溃脓期、恢复期，并根据每期的特点进行辨证论治。早期以清热解毒，消痈排脓为主；晚期以养阴清肺为主。方用五味消毒饮合苇茎汤加减。方中金银

◆读案心悟

花、野菊花、蒲公英、紫花地丁、紫背天葵清解热毒；薏苡仁、芦根化脓排痈；赤芍、桃仁活血化瘀；冬瓜仁、瓜蒌清化痰热；大黄、枳实通腑泄热。到后期脓已外泄，邪毒已去，故治以养阴益气清肺，方用沙参清肺汤加减。方中重用黄芪50g以益气扶正；太子参、麦冬、百合益气滋阴润肺；合欢皮养血安神；白及化瘀生肌；桔梗、冬瓜仁、薏苡仁化痰消痈，甘草调和诸药。

【引自】赵国仁. 中医临床验案四百例传心录. 北京：人民军医出版社，2012.

施今墨医案

【辨证治则】此症系因腠理不密，风寒外乘，不得发越，停留于肺，蕴热成痈。采用清热益气，托毒排脓药物治疗。

冯某，男，59岁。病已2个月，初患咳嗽，胸际不畅，未以为意。近日咳嗽加剧，且有微喘，痰浊而多，味臭，有时带血，胸胁震痛，稍见寒热，眠食不佳。小便深黄，大便干燥，脉滑数。中医诊断为肺痈。治应以排脓为主，不论已成未成，皆当涤荡痰垢，无使壅塞，则余症易愈也。

【处方】鲜苇根、白茅根各24g，生薏苡仁18g，旋覆花（布包）6g，赭石12g，冬瓜子18g，桃仁、杏仁各（炒研）6g，桔梗6g，甘草4.5g，仙鹤草（炒）18g，西洋参4.5g，桑白皮、地骨皮各6g，陈橘红、陈橘络各4.5g。

复诊：服药3剂，寒热退，喘止，咳轻，痰减仍臭，已不带血，眠食略佳，二便正常，尚觉气短身倦，胸闷。

【外方】鲜白茅根、苇根各24g，生薏仁18g，瓜蒌18g，薤白（同打）9g，旋覆花（布包）6g，代赭石12g，炙白前、百部各4.5g，炙紫菀、化橘红各4.5g，枇杷叶6g，半夏曲（布包）9g，桔梗6g，西洋参4.5g，冬瓜子（打）24g，桃仁、杏仁（炒研）各6g，甘草4.5g。

三诊：服药3剂，诸症均轻，唯仍觉气短身倦，眠食未能如常，此乃病邪乍退，正气未复之故，随症论治，若能兼助，保养肺气，疗效不难预期也。

【外方】西洋参6g，北沙参（米炒）12g，漂白术6g，甘草4.5g，化橘红4.5g，枇杷叶6g，半夏曲（布包）9g，桔梗6g，炒枳壳4.5g，茯苓、神曲各9g，冬虫夏草9g，另用三七、白及各3g，研细分2次随药送服。

◆解析

病已2个月，稍见寒热，时值成脓期或溃脓期，故以排脓为主。仍以千金苇茎汤为主方，加用泄肺化痰、降气排脓之剂。另加西洋参益气养阴、保肺托毒，侧重于袪邪排脓，稍佐扶正之品，效果倍增，病邪已退，续以保养肺气，不难预期而愈。

◆读案心悟

【引自】施今墨，等.施今墨医案. 中医杂志，1958（5）：328.

张伯臾医案

【辨证治则】热毒伤肺，清肃无权，热壅血瘀，蕴酿成痈。治宜清热解毒、化痰养阴。

项某，男，21岁。1975年3月4日初诊。昨起发热39.3℃，咳嗽痰黏，不易咳出，今身热灼手，汗出浸衣，咳引右胸疼痛，咳黄脓腥臭痰。胸部X线片示右上叶后段肺脓肿，空洞液平形成。血常规：白细胞计数$19\times10^9/L$，中性粒细胞0.83，苔薄黄，脉细数。中医诊断为肺痈。

【辨证】风温外受，湿热内蕴，熏蒸太阴。

【治法】清热解毒而化痰瘀。

【处方】麻杏石甘汤合千金苇茎汤：炙麻黄6g，杏仁9g，生石膏30g，薏苡仁30g，桔梗6g，甘草6g，红藤30g，鱼腥草18g，芦根1支，桃仁12g，冬瓜子12g，金荞麦30g。

1975年3月10日二诊，上方加减服6剂，身热净退（37℃），咳嗽痰多，呈脓血状，但腥臭味已减，颇易咳出，胸闷不痛，口干，舌边红，苔薄黄，脉小滑。胸部X线片示右上肺脓肿较前已见吸收，左下支气管扩张。血常规：白细胞计数14.7×10^9/L，中性粒细胞0.75。热毒壅盛蒸肺，血败肉腐疡溃，幸热毒鸱张之势渐平，脓毒亦有出路之机，拟清热解毒排脓，

【处方】千金苇茎汤合牛黄醒消丸：金银花18g，连翘18g，芦根1支，桃仁6g，冬瓜子18g，薏苡仁30g，鱼腥草30g，红藤30g，败酱草30g，金荞麦30g，牛黄醒消丸（分吞）4.5g，本方略行加减，服23剂。

1975年4月2日三诊，咳嗽减少，痰黏带血胸闷等症亦除，精神转佳。胸部X线片示右上肺脓肿已吸收，左下支气管扩张。血常规：白细胞计数7.5×10^9/L，中性粒细胞0.6，脉小弦，苔薄黄质红。余热恋肺日清，肺络损伤渐复，今宜制小剂而清化痰热。

【处方】金银花9g，连翘9g，芦根1支，薏苡仁15g，冬瓜子12g，红藤30g，败酱草30g，鱼腥草30g，金荞麦30g，黛蛤散（包）12g，5剂。

1975年4月7日四诊：咳嗽十减七八，痰少有时呈淡红色，纳食二便均佳，舌边红，苔薄，脉细。热毒已清，肺阴未复，再拟养阴化痰，以善其后。

【处方】北沙参12g，麦冬9g，甜杏仁9g，桑叶、桑白皮各9g，茯苓9g，蛤粉炒阿胶9g，山药12g，白及9g，川贝粉4.5g，枇杷叶12g，茜草根12g。7剂。

◆解析

肺痈系指肺部脓肿，且以咳则胸痛，吐痰腥臭，甚则咳吐脓血为主证。多因肺热不解，血凝不通，热盛肉腐而成脓肿。正如《金匮要略·肺痿肺痈咳嗽上气病脉证治》所云："风伤皮毛，热伤血脉，风舍于肺……热之所过，血为凝滞，蓄结痈脓。"患者发病急，病程短，证属肺痈初期，因其毒热壅盛，故用清热解毒、化痰祛瘀法。方中红藤、败酱草原为治肠痈之

◆读案心悟

要药，另加鱼腥草、金荞麦等均为清热解毒、消内痈之良药。张老体会："肺痈是热毒，演变常迅速，关键在排脓，痊愈亦较速。"堪称经验之谈。

【引自】高新彦.古今名医医案赏析.北京：人民军医出版社，2003.

朱良春医案

名医小传

朱良春，历任中国中医药学会1～2届理事暨江苏省分会副会长，南通市中医院首席技术顾问、主任中医师，南京中医药大学教授，广州中医药大学临床医学院及长春中医学院客座教授，中国中医药研究促进会常务理事。由于他的专注与努力，极大地推动了中医药学术的传承与发展，达到了"承接岐黄薪火，传承中医衣钵"的目的。

【辨证治则】此风热蕴肺，肺络瘀阻，肺失宣肃，郁热成脓之肺痈，故治疗以清热泄瘀、宣肺排脓为主。

宗某，男，49岁。1999年12月13日初诊。患者畏寒发热1个月，用大量抗生素治疗热未退，不咳，无痰，胸闷胸痛，胸部X线片示右上肺脓肿，血常规检查示白细胞计数（13～18）$\times 10^9$/L，舌苔白腻，脉细弦。中医诊断为肺痈。

【处方】①金荞麦30g，鱼腥草30g，冬瓜子30g，生薏苡仁30g，败酱草30g，葎草30g，葶苈子15g，青蒿15g，地骨皮15g，桑白皮15g，甘草4g。取7剂。②金荞麦片2瓶，每次4粒，每日3次，饭后服。

1999年12月20日二诊：患者胸闷稍减，发热减而未退，此药力未及，蕴脓未排之咎，前法继进。①上方加杏仁、桃仁各10g。取10剂。②金荞麦片2瓶，每次4粒，每日3次，饭后服。

1999年12月30日三诊：患者药后咳大量腥臭脓痰，痰中夹血，热势顿挫，此脓腔破溃之佳兆也，但需防络损而致咯血。①上方加煅花蕊石20g，浮海石15g。取10剂。②金荞麦片2瓶，每次4粒，每日3次，饭后服。

2000年1月15日四诊：患者咳嗽咳痰带血丝未尽，发热已不再作，纳呆，泛酸，此余毒未清也，宗前法加减。

【处方】①金荞麦30g，鱼腥草30g，冬瓜子30g，生薏苡仁30g，败酱草30g，葎草30g，煅花蕊石20g，煅瓦楞子20g，葶苈子15g，地骨皮15g，桑白皮15g，甜杏仁10g，桔梗10g，甘草4g。取10剂。②金荞麦片2瓶，每次4粒，每日3次，饭后服。药后随访已愈。

◆解析

治肺痈配金荞麦疗效佳。此案体现了治疗肺痈辨证论治与专方专药相结合的思路与方法。病为肺痈，初诊、二诊用千金苇茎汤加减，更用金荞麦、鱼腥草、葎草、败酱草等，增强清热解毒、泄瘀消痈之力；三诊后见大量腥臭脓痰排出，为脓溃之象，见痰中夹血，即时加用花蕊石、浮海石止血消瘀，以防络损动血，都是重要环节。金荞麦一药，又名开金锁，为蓼科植物野荞麦的根茎，初见于吴仪络《本草从新》，治手足不遂，筋骨疼痛。南通市中医院采用民间验方，用以治疗肺痈，20世纪70年代曾观察总结506例，效果奇佳，其排脓消痈、清热解毒的作用，似非他药所可替代，后来广泛用于痰热咳嗽、肺炎、咽喉肿痛等病症，效果也不错，常与鱼腥草、律草配伍使用。

◆读案心悟

【引自】朱良春. 中国百年百名中医临床家丛书. 北京：中国中医药出版社，2001.

颜正华医案

【辨证治则】本病当为肺痈，证属风热犯肺，治疗当疏散风热，润肺化痰止咳。

冯某，女，59岁，2006年4月24日就诊。患者既往有“支气管扩张、左肺切除”病史，现外感1周，咳嗽，咳吐大量白色黏痰，伴咽痒，口干欲饮，汗多，畏寒，纳食、二便尚调，眠差，舌红中苔黄腻，脉弦滑。诊断为肺痈。

【处方】桔梗6g，生甘草5g，郁金12g，枳壳6g，金银花12g，连翘10g，杏仁10g，大贝母10g，陈皮10g，紫菀12g，款冬花10g，竹茹6g，鱼腥草（后下）30g。

取7剂，水煎服。药后病情有所好转，之后随病情变化加减用药，病告痊愈。

解析

宿疾兼新感当表里并重。本例患者外感咳嗽为邪犯于肺，致肺失宣降，气逆而咳，然肺受损，肺气亏耗，虚损之机亦是必然；痰白量多为肺失通调，痰湿蕴肺；口干欲饮为肺阴亏虚；汗多为肺卫之气失于固摄；舌红中苔黄腻为营分素有积热、痰热之邪内蕴之象。故方以桔梗利咽祛痰；甘草祛痰止咳，杏仁止咳平喘治疗咳喘；郁金活血行气，枳壳行气而止痛；金银花、连翘清热解毒；大贝母清热化痰；鱼腥草消痈排脓、治疗痰热咳嗽；陈皮燥湿化痰，针对湿痰咳嗽、寒痰咳嗽；紫菀润肺化痰止咳，款冬花润肺下气，止咳化痰，治疗咳嗽

读案心悟

气喘；竹茹清热化痰，治疗肺热咳嗽；其中甘草生用，长于清热解毒，化痰止咳。本例患者本有宿疾，兼以新感，治疗当解表清里并重，万勿一味止嗽定喘，使邪不得出，变生他证。

【引自】翟华强，白晶，等. 国医大师颜正华临证用药集萃. 北京：化学工业出版社，2009.

李振华医案

【辨证治则】肺受邪热熏灼，热伤血脉，热壅血瘀，蕴结成痈。治宜泻热化痰、益气养阴。

史某，男，58岁。1979年3月14日就诊，患者1978年11月份以来，一直咳嗽吐白痰，今年2月上旬又复感冒，咳嗽加重，吐黄痰，痰中带暗红色血丝，渐至痰呈脓块有腐臭味，右侧卧位呼吸气短，当地医院X线片示左肺外侧有一似圆形阴影，边缘毛糙，测体温正常，红细胞沉降率为43mm/h，经多方治疗无效。现患者除上述症状外，夜间盗汗，有时有恶寒发热感，查舌质红，苔薄白，脉滑数。西医诊断为肺脓肿；中医诊断为肺痈。

【辨证】证属痰热恋肺，气伤阴耗。

【治法】治以消痈排脓。

【处方】千金苇茎汤加味：杏仁9g，白及9g，百部9g，生桑白皮12g，桔梗9g，紫苏子9g，鱼腥草24g，生薏苡仁30g，苇茎24g，陈皮9g，茯苓15g，焦麦芽、焦山楂、焦神曲各12g，贝母9g，地骨皮12g，辽沙参21g，麦冬15g，五味子9g，甘草3g。10剂，水煎服。

1979年3月25日二诊，患者体温正常，已不咳嗽，吐痰已无脓臭味，早晨痰呈黄色，有少量血丝，以后呈白痰，质清稀，无血，胸亦不痛，夜间基本不盗汗，右侧卧位已可睡眠，查舌质淡红，苔薄白，脉缓，红细胞沉降率为21mm/h。此为痰热脓毒渐清，正虚邪恋，气伤阴耗，但病程较久，仍需清热消痈，扶正祛邪，守方加黄芪24g，生百合15g，益气养阴，托里排脓；枳壳9g，宽胸理气。10剂，水煎服。3个月后电话随访，知病已痊愈。

◆解析

◆读案心悟

本例患者初为外感风寒，未能及时散表，郁而化热，清后余毒未净，正虚邪恋，气伤阴耗。故症见吐痰为黄色，逐渐痰中带暗红色血丝，痰呈脓块有腥臭味，夜间盗汗，有时有恶寒发热感。治当消痈排脓，泻热化痰，益气养阴，方以苇茎汤合泻白散加减。药以鱼腥草、苇茎清肺泻热，其中鱼腥草善治肺痈胸痛、咳吐脓血，有清热解毒、消痈散肿之功；桔梗、生薏苡仁利湿清热排脓，与鱼腥草、苇茎共为方中主药；生桑白皮、地骨皮、甘草清肺止咳平喘；沙参、麦冬、五味子养阴敛肺止嗽；杏仁、白及、百部、贝母止咳化痰，同时白及入肺止血；紫苏子、桔梗宣降肺气；陈皮、茯苓健脾化痰。脓毒消除后，加黄芪、生百合益气养阴，托里排脓，扶正祛邪，加枳壳宽胸行气。各药相互为用，泻肺清热，止咳化痰，散瘀排脓，以达消痈之效。本例患者辨证准确，治法用药合理，根据病情变化灵活变通，取得满意的疗效。

【引自】李振华.李振华医案医论集.北京：人民卫生出版社，2008.

何任医案

【辨证治则】此为实热型肺痈，给予清热除痰，解血结，排邪毒之剂。

陈某，女，25岁。1989年12月24日初诊。患者身热咳嗽已久，咳痰大量如米粥状，黏稠，夹血色暗，胸闷而隐痛，旬前于某医院X线检查见肺部有炎症阴影，其中有圆形透亮区及液平面，舌苔白，脉数实。西医诊断为肺脓肿；中医诊断为肺痈。

【处方】炙百部15g，桔梗6g，玄参9g，麦冬12g，蒲公英20g，鲜芦根20g，薏苡仁12g，北沙参9g，金银花12g，冬瓜子20g，生甘草6g，浙贝母9g。5剂，每日1剂，水煎服。

复诊时患者身热除，咳痰大有减少，咳嗽亦减轻，续在上方基础上略予以加减，以清其余邪，泄化痰浊，复其肺津而治愈。

◆解析

治疗肺痈应当随证施方。历来治肺痈之常用方剂，除有桔梗汤之开提、葶苈大枣汤之泻肺、千金苇茎汤之疏利气血、麦冬汤之清养外，由于肺痈有初期、成痈期、溃脓期、恢复期等不同的发病阶段，从初始到日久，可因种种症状之不同，而随证施方，加减应用。何老常以千金苇茎汤为基础方自制银花化痈汤（冬瓜子、生甘草、沙参、薏苡仁、桃仁、干芦根、麦冬、玄参、浙贝母、金银花、桔梗、百部、连翘、蒲公英），随症加减，常有明显的治疗效果，其清热解毒、治吐脓血、解胸痛等作用均不比抗生素差。

◆读案心悟

【引自】何任. 何任临床经验辑要. 北京：中国医药科技出版社，1998.

叶熙春医案

【辨证治则】此由痰热内结，日久化脓为主证。治宜清热解毒、排脓化瘀。

金某，男，60岁。诊查：咳嗽痰多腥臭，而夹脓血，咳时胸胁作痛，下午身热，脉滑数，舌尖绛，中燥白。西医诊断为肺脓肿；中医诊断为肺痈。

【处方】仿千金苇茎合白虎汤：鲜芦根（去节）60g，生石膏（杵，先煎）24g，鱼腥草18g，冬瓜仁15g，生薏苡仁、知母各12g，白薇、生甘草各9g，黄芩6g，川贝母4.5g，桃仁（杵）2g。

二诊：前方药服后，热退咳减，胸胁之痛亦差，痰少，腥臭尚存。原法增减续进。

【处方】鲜芦根（去节）45g，生石膏（杵，先煎）24g，冬瓜仁18g，鱼腥草、忍冬藤、知母各12g，半枝莲、蒲公英各9g，生甘草、黄芩、天花粉各6g，川贝母4.5g，桃仁（杵）2g。

三诊：两进清肺排脓之剂，腥臭之痰日渐减少，胸痛咳嗽亦差。再清肺热化痰浊。

【处方】鲜芦根30g，败酱草24g，生石膏（杵，先煎）21g，知母、冬瓜仁、鱼腥草各12g，白薇9g，生薏苡仁、生甘草、炙前胡各6g，桃仁（杵）3g。

◆解析

叶老认为，肺痈一证以咳嗽、痰出稠黄腥臭或夹血、胸痛或发热为主症，口干或便秘。叶老治之以清热解毒，行瘀散结为首务，常用千金苇茎汤合白虎汤为主方，加黄芩、鱼腥草或忍冬藤、蒲公英以解毒，川贝母、蛤壳或黛蛤散化热痰；败酱草、赤芍祛瘀，白薇、牡丹

◆读案心悟

皮清虚热；降香、橘络、郁金通络止痛；病久而体虚阴亏者，加西洋参、鲜石斛、麦冬等以养阴滋液。盖热清瘀祛痰消结散则其脓自消矣。本例肺痈，叶老常用千金苇茎合白虎加黄芩，以清热散结。若脓已成，则增入鱼腥草、败酱草、半枝莲等解毒排脓，效果颇好。

【引自】《国医大师叶熙春医案》.

徐治甫医案

【辨证治则】热壅血瘀，郁结成痈，肺叶内溃，娇脏蓄脓，则咳吐秽臭脓痰。给以解毒排脓、清热养阴之剂。

方某，17岁。始由咳嗽，中西医皆无效果，延迁月余。内热熏蒸，痰稠而臭不能闻，每日约吐碗许。或云肺痈，或云肺痿，纷论不一。析之若是肺痈，则乳旁中府穴必先隐痛，所吐皆脓；若是肺痿，乃肺金亏损不能宣化，痰必稀而兼沫。然无论如何，按病情治之不至差误。西医诊断为肺脓肿。

【辨证】口干痰臭，全系伏热所致。

【治法】宜养阴清热为主。

【处方】天冬、薏苡仁、北沙参、芦根各9g，瓜蒌仁、地骨皮、海浮石、白桔梗各6g，桑白皮、甘草节各4.5g，川贝母3g。

二诊：服4剂，内热消，口渴止，能饮稀粥若干。唯臭痰尚多，每日有2碗之多。因借用肺痈桔梗排脓汤加天冬麦冬投之。方药：白桔梗30g，甘草18g，天冬、麦冬15g。

三诊：此方服下2小时，大吐2～3大碗，胸膈顿宽，不似从前郁闷，从此无臭气，痰少而清。又拟紫菀汤平补之。紫菀汤加减。

【外方】老阿胶（蛤粉炒冲）、款冬花、人参、天冬、野百合各6g，川贝母、杏仁、白桔梗各4.5g，紫菀茸3.5g，五味子、甘草各3g。服6剂而身体渐次复原。后2年结婚，连续添二女二男，病亦不发。

◆解析

此为肺痈无疑，已至溃脓期。中府穴属手太阴肺经，肺之募穴，若肺络壅滞，肺气不利，此穴当痛；口干乃热伤肺胃之阴也。故初诊养阴清热，此时阴伤不重，尚易救治，且选药含济生桔梗汤和千金苇茎汤意以排脓；待二诊时阴复热减，遂用大剂桔梗汤重在解毒排脓，加天冬，因《药性论》记载有“疗肺痿生痈吐脓”之论，加麦冬以清心除烦闷也，药简而专攻，犹显二诊之关键。再后待痰少且清，用紫菀汤加减以平补，寓攻于补，补不留邪，故能身渐复元。纵观全案，议病论治，立方选药，足以取法。

◆读案心悟

【引自】尹国有. 国医大师内科验案精选240例. 北京：人民军医出版社，2013.

高宜民医案

【辨证治则】肺虚火盛，再感外邪，直犯肺卫，表里合邪，皆燔胸膈，津液放煎成痰。采用养阴化痰，解表泻火的方法论治。

王某，男，29岁。1974年2月初诊。主诉：患者原罹空洞型肺结核，于住院治疗期间因感冒高热不解，愈觉胸痛气急，咳嗽加剧，咳脓血痰，盗汗潮热，夜寐不安，食欲大减，形体日益消瘦，病势日趋严重。诊查：舌质赤红，苔黄腻而干，脉滑数无力。中医诊断为肺痈。

【辨证】一派阴虚火旺，金水两亏之象。

【治法】养阴清肺，解毒排脓，以缓金为火烁之急。

【处方】芦根、薏苡仁、冬瓜仁、金银花、白茅根各50g，鱼腥草、生地黄各25g，桔梗、沙参各20g，牡丹皮16g，藕节、贝母各15g。3剂，水煎服。

二诊：潮热大减，咳嗽胸痛及脓血痰均显著减轻，精神亦振作，胃纳见增，夜寐稍安。继宗前方加减。

【处方】芦根、白茅根各50g，鱼腥草、金银花、百合、生地黄各25g，桔梗、沙参、瓜蒌皮各20g，贝母、牡丹皮、麦门冬各15g。3剂，水煎服。

三诊：病势大有转机，潮热已微，脓血痰已不复见，食欲日增，夜可安眠，但尚有咳嗽、盗汗，舌苔渐薄而润，脉转细数。为促其正复，祛其余邪，仍参前法佐加扶正。

◆解析

痰热壅塞肺络而致血瘀，痰热血瘀交阻，肺络腐坏而成痈，故咳脓血痰浊，腥臭不堪。况其原病即重，再染此病，有如火上加油，气阴各耗，正衰邪亢，病势益趋严重。治宜清热解毒，养阴排脓，以缓金为火烁之急。方用千金苇茎汤加减，投药数剂之后，病情日缓，正气渐复，足见药证相应矣。

◆读案心悟

【引自】尹国有. 国医大师内科验案精选240例. 北京：人民军医出版社，2013.

岳美中医案

【辨证治则】痰热瘀阻型肺痈，宜用清热解毒、化痰补肺之剂。

张某，男，40余岁。患肺痈，于1954年初诊。自诉吐脓血3个月后，入某医院。住院2个月无效果而出院，来求中医治疗。诊其脉，右寸虚数；问其症状，口燥咽干，胸胁隐痛，有鳞甲，二便赤涩，咳腥臭脓血痰；验其痰，置水中则沉，以双箸挑之，断为两段。诊断为肺痈无疑。

古人治肺痈，初起时用桔梗汤。此证历时既久，恐轻剂不能胜任。日久病重，用桔梗白散；肺脉虚数，恐峻剂伤正，考虑再三，乃取千金苇茎汤，因其具有重不伤峻、缓不偏懈的优点。

名医小传

岳美中，中医学家。一生从事中医医疗和教学工作，较早地提出了专病、专方、专药与辨证论治相结合的原则，善用经方治大病。创办全国中医研究班和研究生班，培养了一大批中医高级人才。撰著的《岳美中老中医治疗老年病经验》，成为现代著名的老年医学作品。

【处方】鲜苇茎（取在土中直上之茎，去软皮及节）30g，薏苡仁24g，瓜瓣（即甜瓜子）15g，桃仁（去皮带尖）9g，水5盅。先煮苇茎，去渣，取3盅，再入诸药，煮成2盅，分服。先服10剂。

二诊：药后口燥咽干见轻，二便稍清畅，吐臭脓血如故。嘱再照原方服10剂。

三诊：脉数稍减，胸隐痛、吐臭痰如故。患者要求加强药力，岳老意中也嫌药效迟缓。因改用薏苡仁15g，川贝母12g，金银花9g，桔梗、白及、陈皮、甘草、葶苈子各3g，生姜1片，以祛毒、排痰、补肺。嘱服7剂，观效果如何。

四诊：前方服5剂后，患者即来云：药后不仅无效，且急剧转重，胸部烦闷，臭痰加多，脉亦增数。是药不对证，故有这种现象，仍改用苇茎汤，服10剂。

五诊：诸症又随药转轻，吐痰臭味几无。因嘱长期服苇茎汤，若逐步见好，则无须频诊。

六诊：1个月后，胸部畅适，痰基本无臭味。嘱再服5～10剂，以巩固疗效。6个月后随访，情况良好。

◆解析

从这一病例的治疗经过中体会到，医生临床疗效的高低，除急性病外，在很大程度上取决于守方，特别是长期不愈而少变化的慢性病，要看医生掌握和运用有效方药的坚持程度如何。如果能够比较正确而熟练地运用方药，做到情况明、决心大、方法对，再能坚持下去，则可由渐变达到突变，收到预期的效果。反之，对有效方药信心不大，或嫌取效不速，擅改屡改，师心自用，不但无效，甚至会走错了路，给患者造成危害。

◆读案心悟

【引自】刘晓伟．中医临床案例教学系列丛书·胃肠病．北京：人民军医出版社，2007.

赵心波医案

【辨证治则】恣食厚味，湿热互结，上蒸于肺，肺失清肃，宣降不利，形成肺痈。治宜活血化瘀、益气清热。

崔某，男，58岁。于1989年10月9日初诊。患者自2周前因患感冒，自觉发冷发热，3天后出现咳嗽有白色泡沫痰，胸痛胸闷，遂去某医院就诊，检查血白细胞计数$21.3\times10^9/L$，中性粒细胞0.80，胸部X线片示右下肺大片浓密阴影，提示右下肺炎，用抗生素治疗1周，仍高热不退，症状加重，病人要求请赵老会诊。诊时见身热恶寒，阵阵汗出，咳嗽气喘，痰多黄浊，胸闷且痛，舌质紫暗，苔白腻垢厚，脉濡滑且数，体温38.5℃。诊断为肺痈。

【辨证】痰湿郁热互阻，肺失宣降（大叶性肺炎）。

【治法】治宜清热化痰，宣郁肃降，饮食清淡，忌食辛辣肥甘。

【处方】紫苏叶、紫苏子、浙贝母、杏仁、枇杷叶、白茅根、芦根、冬瓜仁、薏苡仁、葶苈子、焦麦芽、焦山楂、焦神曲、海浮石各10g，前胡6g。

1989年10月11日二诊：服上方3剂，咳嗽气喘、发热胸痛见轻，唯咳吐大量脓痰，腥臭无比，体温37℃。肺痈已成，用清热化痰，化瘀解毒消痈方法。

【处方】苇茎、瓜蒌仁各30g，冬瓜仁20g，薏苡仁、葶苈子、紫苏叶、杏仁、浙贝母、枇杷叶、桔梗、生甘草、牛蒡子各10g，桃仁、黄芩、前胡各6g。另加西黄丸6g，分2次服。

1989年10月21日三诊：服上方5剂，热退，痰量减少，臭味减轻。又服5剂，咳嗽脓痰及臭味皆止，精神振作，纳食较佳，舌红苔白，X线胸透（-），体温36.5℃，白细胞计数5×10^{9}/L，中性粒细胞0.70。肺痈已愈，饮食当慎，防其复发。再以宣肺肃降、养阴清热之法。

【处方】苇茎30g，杏仁、浙贝母、沙参、桔梗、茯苓、炒莱菔子、焦麦芽、焦山楂、焦神曲、水红花子各10g，前胡6g。服药10剂，以巩固疗效。

◆解析

肺痈是一种肺叶生疮形成脓肿的病症。此患者平素嗜酒不节，又复感燥热之邪，内外之邪相引，蕴郁成痈，肉腐血败成脓。在治疗上必须分层次、按阶段辨证施治。但是，无论哪一期，哪一阶段，宣展肺气，保持气道通畅，贯彻始终，此为赵老治疗肺痈不单纯是在用药上注意，饮食调养尤为重要，饮食宜清淡，忌一切辛辣厚腻，以及助湿生热之品。另外，绝对卧床休息并非上策，须适当地活动，有利于痰的排出，促进康复。

◆读案心悟

【引自】刘晓伟. 中医临床案例教学系列丛书·胃肠病. 北京：人民军医出版社，2007.

第十二章　肺结核

肺结核是指由结核分枝杆菌引起的一种肺部慢性传染病。全球有1/5的人曾受到结核分枝杆菌的感染，结核病的流行与国民生产总值GDP的低水平相对应。该病的疫情特点为：高感染率，高患病率，耐药率高，死亡人数多，递减率低，中青年患者多（15～59岁年龄段的痰涂片阳性肺结核患者数占全部涂片阳性患者的61.6%）。

本病属中医学“肺痨”范畴，中医学对此论述甚详，如《素问·玉机真藏论》说：“大骨枯槁，大内陷下，胸中气满，喘息不便，内痛引肩项，身热……”生动描述了肺痨的一些主证。《中藏经》《肘后方》等都明确记载本病具有传染性。《普济本事方》指出“肺虫（痨虫）”是形成本病的唯一因素。《古今医统》提出“一则杀其虫以绝其根本，一则补其虚以复其真元”等两大治疗原则，迄今仍为临床医师所推崇。

李振华医案

【辨证治则】肺痨，久咳日久，肺气本虚，肺阴受损。治宜滋阴润肺，佐以清热凉血。

罗某，男，35岁。1981年5月3日就诊。患者从1973年开始咳嗽，痰中带血，每年发作1~2次，近1年来咳嗽闷气等症状加剧，不能劳动。诊时患者咳喘，盗汗，五心烦热，舌质暗淡，舌体胖大，苔薄白，脉弦细数。胸部X线片检查示右肺第2肋间外带有片状模糊阴影，边缘不清，其中间有透亮区，提示为右上肺结核并空洞。中医诊断为肺痨。

【辨证】阴虚肺燥。

【治法】滋阴清热，润肺平喘。

【处方】辽沙参15g，麦冬15g，五味子10g，百合15g，山药30g，茯苓15g，远志10g，百部10g，白及10g，牡丹皮12g，地骨皮12g，知母10g，贝母10g，紫苏子10g，桔梗10g，白果10g，甘草3g。

取7剂，每日1剂，水煎服。上方略有加减共服用50剂，于1981年6月28日再诊，患者咳嗽大减，未再咯血，精神、饮食好转，盗汗、五心烦热消失，症状均减。除从饮食方面加强营养外，中药以滋养肺阴、兼顾脾胃、除痨和血之品作成丸药，以巩固疗效，以后逐渐好转，症状消失，病灶钙化而痊愈，再未复发。

◆解析

病久之肺痨临证当注意瘀滞的存在。肺结核中医称之为“肺痨”乃因气阴不足，邪气乘虚而入，传染为痨。患者系热病日久，灼伤阴津，病久入络，

◆读案心悟

故而有瘀，除用滋阴润肺兼有养血之百合固金汤加减外，并重点加用如丹参、丹皮、茜草、焦山楂、胡黄连等活血化瘀、清热凉血之品，以使热清、瘀行、阴复而病愈。

【引自】尹国有. 国医大师内科验案精选240例. 北京：人民军医出版社，2013.

黄文东医案

【辨证治则】肺结核伴肺不张，咳嗽痰稠，形体消瘦。治则健脾益气、固肾生津。

俞某，女，31岁。1963年5月10日初诊。患肺结核3年，伴肺不张，长期用抗结核药物治，未见效果。经常咯血、潮热，形体消瘦，故来院门诊治疗。肺病3年，午后潮热，咳嗽痰稠，右胸隐痛，肝区作胀，面浮神疲，形瘦色萎，不思纳谷，大便干结，舌质淡胖，尖有红刺，脉细。此为肺气阴不足，肝经气火有余。西医诊断为肺结核；中医诊断为肺痨。

【辨证】脾胃运化不健。

【治法】先宜益肺气，健脾胃，佐以肃肺、顺气、清热之法。

【处方】杏仁10g，炙黄芪、炒白术、蒸百部、知母各9g，青蒿、陈皮、炙鸡内金各4.5g，半夏、炙甘草各3g。

服药后，症状逐步改善。此方连服50余剂。

9月20日复诊：迭进益气养阴、清肺顺气、调和脾胃之法，低热已平，胃纳较佳，大便正常，但尚不耐劳累，容易引起潮热。近二三月来，面色润泽，体重增加5kg，为佳象也。咳嗽减而未除，肝区有时作胀，舌淡尖红，脉细，为气阴尚亏之象。再拟滋阴清肺、疏肝和胃之法。

【处方】南沙参、海蛤壳各12g，冬桑叶皮、玄参、青蒿、白蒺藜、白前、广郁金各9g，炙甘草、淡姜竹茹各4.5g，柴胡、陈皮各3g。

◆解析

◆读案心悟

本例西医诊断为肺结核、肺不张；中医辨证属“肺痨”范畴。病程较长，初诊时有咳嗽、潮热、胸痛、形瘦纳少等症。当时所确定的治则，除益气清肺之外，以健运脾胃为主。不久，胃纳转旺，体重增加，调治数月，症情显著好转。可说明黄老重视脾胃为生化之源，对肺病日久，气阴虚而难复者，健脾有助于养肺，确能取得一定的疗效。

【引自】沈元良.名老中医话肺系疾病.北京：金盾出版社，2014.

张泽生医案

【辨证治则】病属肺痨，肺肾两伤，阴虚火旺，炼津为痰，肃降无权，肾不纳气。治当肃肺纳肾、佐以止咳化痰。

钱某，女，60岁。有陈旧性肺结核、轻度肺气肿病史，十几年来症情尚稳定。1975年3月因肺部感染，伴有胸腔积液而往上海治疗。诊断为间质性肺炎、进行性肺纤维化、并发真菌感染。经多种中西药治疗，病情未见好转，形体日见消瘦，自动要求出院，回家调养。

1976年2月20日初诊：患者卧床不起，主诉咳嗽剧甚，甚则咳而遗尿，咳痰色白质黏，痰带有咸味，培养有白念珠菌生长。气短难续，不能平卧，胸闷如有重物压迫，口干，饮食不香，食量减少，面足水肿，小便量多，大便时溏，舌红少津，脉细而数。西医诊断为肺结核；中医诊断为肺痨。

【处方】南沙参、北沙参各12g，大麦冬9g，川百合9g，川贝粉（分吞）

3g，炒白芍9g，炙紫苏子9g，五味子5g，冬瓜子12g，脐带2条，冬虫夏草5g，另服银耳百合汤。

1976年3月3日二诊：经用肃肺纳气、化痰止咳之剂，药入尚能安受。但动则气短，有时有低热，脉细数，舌暗红，已有津润。肺肾俱虚，津液为痰，久虚之体，容徐图之。

【处方】南沙参、北沙参各12g，大熟地黄12g，海蛤粉12g，白杏仁9g，川贝粉（分吞）3g，杭白芍9g，川百合9g，冬虫夏草5g，脐带2条。

1976年4月12日三诊：最近10天来咳喘复甚，痰多白沫而黏，面肢水肿，食欲不香，大便溏薄。脉细数，舌红苔薄腻。肾虚水泛为痰，土不生金，仍从本治。

原方加肥玉竹15g，制黄精15g。另服：红参粉0.6g，蛤蚧粉0.6g，每日2次。

1976年4月22日四诊：药后咳喘较平，痰亦减少，胸闷气促亦有改善，痰培养有时有白念珠菌。虚损久病，原方加冬瓜子12g再进。

1976年5月5日五诊：经治以来，症状已有好转，已能下床持杖行走，咳喘减轻，痰亦减少，面足水肿亦有减退，但易招外感。舌红起纹，脉濡数。肺、脾、肾三脏俱亏，仍从本治。

【处方】潞党参15g，大熟地黄12g，怀山药9g，白杏仁9g，法半夏9g，川贝母粉（吞）2g，海蛤粉22g，制黄精9g，冬虫夏草9g，炙甘草3g，茯苓9g。

1976年6月10日七诊：肺肾久亏之体，咳喘复作，动则喘甚，大便日行2～3次，脉濡细，舌红苔少。治再肃肺纳肾，培土生金。

上方去法半夏，加五味子5g，玉竹9g，白芍9g。另用莲子每晚30粒，去皮心，加冰糖煎服。

1976年8月19日八诊：入夏以来，天气炎热，痰多不易咳出，气怯懒言，食量减少，大便不爽，午后有低热，脉细数，舌质红起纹。肺肾久亏，气不化津，津凝为痰，转当清肃肺气，以化痰热。

【处方】南沙参12g，天冬9g，麦冬9g，海蛤粉12g，大白芍9g，白杏仁9g，川贝母粉（吞）2g，生薏苡仁15g，炙紫苏子9g，鱼腥草30g。

1976年11月25日九诊：咳喘自治疗以来，症情尚稳定，低热已退，饮食不香。近因气候寒冷，咳喘加重，痰多色白如沫，气喘怕冷。脉细滑，舌红苔薄黄。肺、脾、肾三脏俱虚，气失摄纳，以致饮邪内停，饮为阴邪，当参以温药和之。

【处方】潞党参15g，炒白术9g，川桂枝3g，茯苓9g，炙甘草3g，白杏仁9g，法半夏9g，炙桑白皮9g，五味子5g，脐带2条。

1977年9月17日十诊：咳喘减轻，黏白痰亦少。唯精神疲乏，气短，腰脊酸痛。脉细数，舌质红，苔薄黄。肺肾两伤，金水不能相生，肺失通调，津凝为痰，随肺气上逆而咳出，再以养阴润肺、止咳化痰治之。

【处方】潞党参15g，南沙参、北沙参各9g，大麦冬9g，白杏仁9g，川百合9g，生诃子肉9g，五味子5g，制黄精15g，炙甘草3g，川贝粉（分吞）2g。

1977年10月5日十一诊：上药尚合病机，黏白痰已少，咳喘亦明显减轻，饮食增加，精神仍疲乏，两足轻度水肿，腰酸。病机如前，原方再进。

1978年1月10日十二诊：久咳痰喘，入冬更甚，不能起床活动，否则大咳大喘，痰多呈白沫而黏，咳则汗出，饮食不香，脉细数小滑，舌红无苔有裂纹。痰培养未发现白念珠菌生长，证属肺、脾、肾三脏不足，气不布津，痰饮内停，肺津清肃之令不行。仍当肃肺纳肾，运脾化湿。

【处方】潞党参15g，大熟地黄12g，海蛤粉12g，五味子5g，法半夏9g，山茱萸9g，白杏仁9g，怀山药12g，川贝母粉（吞服）2g，金匮肾气丸（分吞）9g。

1978年3月12日十三诊：服药以后，咳嗽减轻，喘促亦平，腰痛亦明显好转。舌红无苔，脉细数，时当春令，肺被火刑。拟清金肃肺化痰方。

【处方】南沙参、北沙参各12g，天冬9g，麦冬9g，白杏仁9g，瓜蒌皮12g，炒知母9g，天花粉12g，地骨皮9g，五味子5g，大白芍9g，嫩白薇9g，川贝母粉（分吞）2g。

◆解析

本例清肃之令不行，通调失职，水津输布失度，津液聚而为痰，饮停肺胃，而为涎沫，浸肺作咳，喘促不已，张老根据虚则补其母之意，采用健脾益肺，即培土生金之法。用潞党

◆读案心悟

参、白术、茯苓、甘草、大枣等健脾养胃，使脾胃生化转旺，而肺得其养，配用麦冬、黄精、百合滋养肺阴，并清虚火，半夏下气化痰，与大量清润之药配伍，则不嫌其燥。另用金匮肾气丸以益肾固本。此外，患者自购人参、蛤蚧、胎盘粉等研匀吞服，还配合银耳、百合、莲子等食饵疗法，以补益肺肾，从本治疗。喘甚之时，亦曾服用少量激素。体虚病重，经治疗2个月余，渐能起床活动，迄1978年3月，前后共诊21次，断续服药达2年之久。张老一直以扶正培本之法为主，标本兼顾，使患者症状改善，体质增强。其中有多次案药类同而从略，特此说明。

【引自】张继泽，等. 张泽生医案医话集. 北京：中国中医药出版社，2013.

张灿玾医案

【辨证治则】三脏具虚型肺痨，宜以健脾理气、养阴补虚为原则。

金某，女，中年。初诊时患者面色萎黄，虚瘦之甚，自汗盗汗，时寒热往来，午后尤甚，头痛，四肢无力，咳嗽气短，胸部疼痛，少动则气喘心悸，有婴儿方7个月，因无乳汁已为之断奶。前医有以钩虫病治者，服之更甚。有以结核病治者，用异烟肼、链霉素以治，亦无效。查舌淡红，苔薄白，脉弦数躁疾，重按无力。观其脉证，肺、心、脾三脏俱虚，且当春阳发动之时，木火灼金，肺阴尤虚，系肺痨之疾，且由于体虚正衰，病情呈发展之势，当先平肝理脾，以求救肺。

【处方】当归9g，白芍9g，白术6g，茯苓6g，柴胡6g，薄荷4.5g，牡丹皮6g，炒山栀6g，麦冬9g，天冬9g，川贝母6g，五味子3g，甘草3g。

水煎温服。服上方2剂后复诊，患者寒热之势减，汗出少，脉象亦见平稳，病情始见转机，继用前方，以平肝救肺。继服前方6剂复诊，患者咳嗽减轻，食欲增加，精神亦好转，少行活动不似以前喘甚、悸甚，唯咳嗽时作，此肝火已弱，心、脾二脏之脏气亦复，唯肺阴尚虚，再以清燥救肺法以治。

【处方】党参6g，麦冬15g，石膏9g，炒杏仁6g，炙枇杷叶3g，黑芝麻6g，天冬9g，川贝母6g，霜桑叶15g，生地黄6g，阿胶（烊化）6g，甘草6g。

服上方6剂后再诊，患者咳嗽大减，体重增加，胸痛亦缓，经前后月余治疗，月经再至时，又妊娠，家人大喜，其父特表谢意，言此病曾经多人诊治，均未见效，此次经先生调治不及2个月，转危为安，幸甚喜甚。然告曰，现虽火势必已缓，尚未根除，善后之功更不可忽视，患者虽有妊娠，一喜一惧也。遂以人参养荣汤、天王补心丹等方加减，进一步调理渐愈。

名医小传

张灿玾，字昭华（1928—2017）。全国著名中医文献学家，中医文献博士生导师，山东中医药大学终身教授，山东省有突出贡献的名老中医专家。自撰《中医古籍文献学》专著，发表学术论文40余篇，2009年6月被政府授予“国医大师”称号。

◆解析

养阴清燥救肺是治肺痨之根本大法。本例患者初诊时，病情十分危重，且体力衰弱已极，惜前医已发现结核，然未能坚持治疗，致多脏受损，而此种情况，需分步骤综合调理，中医自有优势，如能超过青春发育及生育期病情稳定，亦非不可治也。张老初诊时根据患者体虚正衰，病情呈发展之势，先平肝理脾，以求救肺，待病情稳定后，再以清燥救肺为大法，以益气养阴润肺为原则坚持治疗，并根据病情的变化灵活变通，取得了满意的疗效。

◆读案心悟

【引自】张灿玾. 张灿玾医论医案纂要. 北京：科学出版社，2009.

颜德馨医案1

【辨证治则】肺痨咳嗽。症为感受外邪，化燥化火，痰热胶结，咳伤肺络，以致动血出血。治宜清热化瘀、降气化痰。

江某，男，67岁。患者患肺结核30余年，治疗29年，常有咳嗽，咳吐血痰。1983年8月2日因油烟熏后而咳呛不止，咳吐血痰，血暗红成块、量多，形体消瘦，巩膜血丝累累，咳嗽频作，口干欲饮，唇紫暗，舌质暗红，脉弦滑数。西医诊断为肺结核；中医诊断为肺痨。

【辨证】此系久咳伤肺，痰浊内阻，痰热交搏。

【治法】治以清热化瘀，降气化痰。

【处方】芦根30g，黄芩9g，生薏苡仁15g，桃仁12g，冬瓜仁15g，鱼腥草15g，降香2.4g，牡丹皮9g，生蒲黄6g，大黄8g，花蕊石（吞）9g。

每日1剂，水煎服。服5剂后痰热清，咳平血止。继以培土生金而收功。

◆解析

邵新甫说："夫若外邪起见，阳邪为多，盖犯是证者，阳分先虚，亦受天之风热燥火也。"痰热壅肺，宜清热化痰，解其胶结之势，降气降火，止血络安。本例患者系久咳伤肺，痰浊内阻，痰热交搏，治以清热化瘀，降气化痰，药证相符，故而服5剂后痰热清，咳平血止，之后以培土生金之法调理，使脾肺强健，疗效得以巩固而收功。

◆读案心悟

【引自】董建华. 中国现代名中医医案精华. 北京：北京出版社，1990.

颜德馨医案2

【辨证治则】本例患者病属肺痨咯血，辨证为邪热浸淫血分，迫血妄行，以清营凉血为治法。

戴某，男，42岁。1986年6月14日就诊，患者肺结核咯血1天，入院后咯血频发，每次40～200mL。诊时患者倚床而坐，气促声壮，咯血鲜红，袒胸露腹，烦躁不安，舌红绛，苔薄黄，脉细滑小数。西医诊断为肺结核；中医诊断为肺痨、咯血。

【辨证】此乃邪热浸淫血分，迫血妄行。

【治法】清营凉血。

【处方】广犀角（代，先煎）12g，鲜生地黄60g，赤芍15g，牡丹皮9g，生大黄6g，白及粉（吞）3g，三七粉（吞）3g。

每日1剂，水煎服。同时给予紫雪丹1.5g，分2次吞服；取附子粉适量，用姜汁调敷两足涌泉穴；取生大黄适量，用鸡蛋清调敷两太阳穴。每日换1次。用上法治疗8天，整日咯血已止，但仍有少量咯血，查舌质红，苔灰黑而干，脉细缓而涩，此为血热清而未净，气阴虚弱已显，转用下方。

【处方】北沙参18g，黄芪15g，冬瓜子15g，生地黄12g，白芍12g，桃仁12g，生薏苡仁12g，麦冬9g，牡丹皮9g，五味子4.5g，降香2.4g，芦根30g。每日1剂，水煎服。药后1周，咯血即止，脉静身凉。

◆解析

治肺痨实火迫血、咯血投药不厌寒冷。实火迫血投药不厌寒冷，血之运行，温则行，冷则凝，火热内炽，则迫血外溢，故《济生方》

◆读案心悟

谓“夫血之妄行也，未有不因热之所发。”古代医家虽有“服寒凉百不一生”的说法，然对起病急、来势猛、血色鲜红而多的实火血证，则当宗唐容川“治火即是治血”之说，宜苦寒之剂折其火势，若囿于不宜苦寒之说，必然姑息容奸，延误病情。颜老强调对实火出血，药不厌凉，凉不厌早，不厌凉乃指用药宜凉且重，不厌早则谓用药宜早，热去即止，不可过量，以避冰伏之虞，每用犀角地黄汤合紫雪丹投之，考紫雪丹既有犀角（代）、羚羊角、石膏、寒水石之凉，又有沉香之降，功能清热泻火，降逆止血，每日1.5g，分2次冲服，既验且便。方取犀角地黄汤合紫雪丹，取得了满意疗效。

【引自】董建华. 中国现代名中医医案精华. 北京：北京出版社，1990.

周仲瑛医案

【辨证治则】其发热当属湿热郁蒸之身热不扬，以邪实为主，兼有正虚。采用清热化湿、祛邪宣肺治法为主。

某患者，男，17岁。2004年4月6日初诊。患者1999年10月起反复感冒，至今低热已5年，某胸科医院疑为结核，曾经抗结核药治疗6个月，效果不显。刻下常苦头昏，疲劳乏力，夜晚盗汗，白天动易汗出，汗后怕冷，咳嗽有痰，色白不多，自觉内热但体温不高，大便干数日1行，腿软无力，口稍干，舌尖偏红，苔黄薄腻，脉濡滑。西医诊断为肺结核；中医诊断为肺痨。

【辨证】证属湿邪困表，气虚卫弱。

【处方】羌活10g，独活10g，川芎10g，防风10g，藁本10g，蔓荆子

10g，生黄芪15g，光杏仁10g，生薏苡仁15g，法半夏10g，藿香10g，厚朴5g，茯苓10g，全瓜蒌15g。取7剂，每日1剂，水煎服。

2004年4月13日二诊，患者头昏身楚一度减轻，日来又感冒，头痛，汗出减少，不咳，自觉内热，大便干，2～3日一行，尿不黄，舌苔淡黄。处方在以上的基础上改为生黄芪20g，全瓜蒌20g，加炒黄芩10g，石菖蒲10g。取14剂，每日1剂，水煎服。

2004年4月27日三诊，患者头昏头痛均减，但仍易感冒，感冒后头昏加重，鼻塞，嗅觉稍差，怕冷，尿黄，大便2天一行，不实，舌质淡红，苔淡黄，脉弦，再给予宣表化湿、益气固卫之剂。

【处方】羌活10g，独活10g，川芎10g，防风10g，防己10g，藁本10g，蔓荆子10g，生黄芪20g，藿香10g，厚朴5g，法半夏10g，茯苓10g，杏仁10g，生薏苡仁15g，石菖蒲10g，炒黄芩10g，苍耳草15g。

取14剂，每日1剂，水煎服。先后用药35剂，即告痊愈，1个月后随诊，未见发热。

◆解析

本例患者年仅17岁，反复低热，难以坚持上学，其头昏、白天动则汗出、汗后怕冷、易感冒为气虚卫弱之象；咳嗽有痰不多、夜晚盗汗、自觉内热，西医疑为结核，类似中医阴虚内热，但望之形体适中，并未瘦削，面有油光、色黄，闻其鼻音重，问之，患者自言鼻塞，轻度影响嗅觉，而自觉内热，测体温往往不高，切之脉濡滑。依据鼻塞、声重、怕冷、咳嗽、面有油光色黄、内热而测体温不高，结合苔脉，综合前医以玉屏风散、青蒿鳖甲汤失败的教训，周老辨证属湿邪困表，气虚卫弱。处方以成方之羌活胜湿汤合藿朴夏苓汤，配合

◆读案心悟

杏仁、薏苡仁开上、畅中、渗下，流通三焦，生黄芪补气固表，全瓜蒌润肠通便。药用7剂，症状明显改善；二诊宗原法增大黄芪、全瓜蒌用量，加用炒黄芩清化湿热、石菖蒲芳香化湿；三诊则在原方基础上加苍耳草祛风渗湿、宣通鼻窍。五年顽疾，经过三诊即告痊愈。

【引自】尹国有. 国医大师内科验案精选240例. 北京：人民军医出版社，2013.

何任医案

【辨证治则】久咳肺气发泄，中气更虚。治宜润肺理脾，佐以化痰止咳。

韩某，男，43岁。1965年2月22日初诊。患者患肺疾10余年，咳痰量多，喉间受热冷等气刺激即痒作呛，咽干而痛，胸闷气急，伴轻度潮热，体易疲乏，舌苔白，脉细。

【治法】以滋理之法先进。

【处方】北沙参9g，干地黄12g，浮海石9g，糯稻根9g，代赭石9g，川贝母4.5g，炙百部4.5g，麦冬12g，天冬12g，旋覆花（包）9g。

1965年3月10日复诊，上方连服10剂，症有好转，咳嗽及咳痰量均减少，咽痛已除，寐安纳佳，二便调匀，唯胸闷气急，喉痒咽干尚存，治以原法加减。

【处方】北沙参9g，代赭石9g，玄参6g，浮海石9g，五味子15g，胖大海6g，仙鹤草12g，川贝母4.5g，麦冬12g，旋覆花（包）9g，炙百部4.5g。

1965年4月3日三诊，患者3月10日方连服15剂，咳嗽及咽干喉痒均除，偶有干咳，天气变化时略感胸闷，续用原法收功。

【处方】党参9g，代赭石9g，野百合10g，诃子3g，干地黄12g，炙马兜铃6g，川贝母6g，旋覆花（包）9g，五味子1.5g，炙百部4g，炒阿胶珠12g，黛蛤散（包）12g，三七粉（分2次冲服）2.4g，麦冬9g。取5剂，继续服用。

◆解析

肺痨久病宜润宜养，并佐化痰理气。本例患者1954年患肺结核及支气管扩张而行左肺上叶切除术，1957年以来经常咯血，或痰中带血，到1964年底才止。长期服用抗结核药异烟肼，近因症状加剧，来杭州就医。由于肺疾10余年，又加上反复咯血，而使体力逐渐消耗。根据其咽痛、潮热、咳呛、脉细，乃是肺阴不足，肃降无权。冲气上逆，则咳呛更剧，辨证论治，据叶天士“有年久咳，都从脾肾子母相生之治”。肺为娇脏，宜润宜养，然化痰理气也不可偏废。在施治中，初以润肺降逆化痰，接方略加敛肺之品，末以润肺理脾，化痰止咳，并摄纳肺肾之气为治。立法仿金匮麦冬汤、旋覆代赭汤、生脉散之意，收到满意的疗效。值得注意的是，患者过去长期失血，方中用仙鹤草、黛蛤散、三七粉之类，即防患于未然，此亦“治未病”之旨。

◆读案心悟

【引自】何任. 何任医案选. 杭州：浙江科学技术出版社，1981.

施今墨医案

【辨证治则】肺之病，咳嗽声哑，进则伤脾，治宜清肺健脾，润嗓湿喉。

宋某，男，27岁。咳嗽已6个月，音哑近4个月，经天津某医院检查为浸润性肺结核。现症见咳嗽不多，音哑喉痛，食欲缺乏，腹痛便溏，日渐消瘦，舌苔白垢，脉滑细。辨证为久嗽不愈，伤及声带，遂致发音嘶哑；肺与大肠相表里，肺气不宣则腹痛便溏；脾胃不强则消化无力，食欲减退，营养缺少，身体消瘦。幸无过午潮热、夜间盗汗之象，阴分未见大伤，尚冀恢复可期。西医诊断为肺结核；中医诊断为肺痨。

【治法】拟清肺健脾以治。

【处方】诃子肉（生、煨各半）、半夏曲、白芍、茯苓各10g，枇杷叶、炒杏仁、焦薏苡仁、冬桑叶、桔梗（生、炒各半）、凤凰衣各6g，炙白前、炙紫菀、炙百部、化橘红、野白术、紫川厚朴各5g，甘草（生、炙各半）3g。

二诊：服药2剂，大便好转，日行1次，食欲渐增，咳嗽甚少，喉痛减轻，音哑如旧。仍遵前法治之。前方去冬桑叶，加南沙参、北沙参、炒苍术各6g。

三诊：前方服4剂，大便已正常，食欲增强，精神甚好，咳嗽不多，声哑虽未见效，但觉喉间已不发紧。

【处方】诃子肉（生、煨各半）、茯苓、白芍各10g，桔梗（生、炒各半）、黛蛤散（马勃5g同布包）、白杏仁、炒白术、炒苍术各6g，炙百部、炒紫菀、炙白前、化橘红、紫川厚朴、凤凰衣各5g，甘草（生、炙各半）3g。

四诊：前方服4剂，现症见尚余声哑未见显效外，他症均消失。拟专用诃子亮音丸治之。

【处方】诃子肉（生、煨各半）、桔梗（生、炒各半）、甘草（生、炙各半）各30g，凤凰衣15g。共研细面，冰糖120g熬化，兑入药粉做糖丸，含化服之。

◆解析

本例肺伤声哑，即古人所谓“金破不鸣”，治宜清肺；便溏纳少，治宜健脾，即前世医家所谓“培土生金”之意。本例通过脾肺双治，咳嗽、便溏等症状消除甚

◆读案心悟

速。治声音嘶哑，用诃子亮音丸最效，施老用之于多人，演员每亦以此方作为保护声带之常备药。

【引自】吕景山. 施今墨医案解读. 北京：人民军医出版社，2009.

陈伯勤医案

【辨证治则】本例因患肺痨日久，耗气伤阳，阳损及阴，进而导致阴阳两虚。治宜益气养阴，安神生津。

李某，女，38岁。1983年8月初初诊。主诉：于1983年1月经某医院胸部X线片检查，确诊为肺结核，即用西药抗结核治疗，服药6个月后，昼夜汗出不止，常伴恶风，心悸，干咳少痰，五心烦热，失眠多梦，大便干结，小便量少。后服中药治疗月余，亦未见好转。于1983年8月延余诊治。症见形体消瘦，面色萎黄，舌质红干无苔，脉象细数无力。中医辨证为肺痨。

【辨证】证属气阴两虚。

【治法】治以益气养阴之法。

【处方】黄芪30g，党参20g，白芍15g，大枣12g，熟枣仁、柏子仁、麦冬、炙甘草各9g，五味子6g。3剂，每日1剂，水煎分2次服。

1983年9月2日二诊：服药3剂，汗止过半，上述诸症悉减。嘱照方连服药10剂，除仍微咳外，诸症告愈。

◆解析

阴虚不能内守，阳虚卫外不固，因而昼夜汗出不止，自汗溢汗并见；兼见心悸，五心烦热，失眠梦多，干咳少痰，大便干结，小便量少，舌质红干无苔，脉细数无力等心肺阴津亏

◆读案心悟

虚之象。正如《灵枢·决气篇》所说："津脱者，腠理开，汗大泄。"方中用大剂量党参、黄芪以益气固表，使卫外固密而汗自止。以熟枣仁、柏子仁、麦冬养心安神，使心悸、失眠、梦多之症可除；更以北五味子、白芍、大枣、炙甘草等酸甘合用，具有"酸甘化阴"之意。诸药合用，使卫表得固，心肺之阴得复，则自汗、盗汗得以治愈。

【引自】沈元良. 名老中医话肺系疾病. 北京：金盾出版社，2014.

岳美中医案

【辨证治则】空洞型肺结核，治疗以健脾润肺，健脾补肾为原则。

魏某，女性，29岁，已婚。因咳嗽、痰带血丝已8年而来就诊。患者自1953年7月起，常有咳嗽吐痰，并带血丝，疲劳气短，动则汗出，午后低热，经X线断层摄片证实，右上肺有空洞两处，痰中发现抗酸杆菌。近2年来腹痛频作，便溏，每日二三行至六七行不等。迭经各类抗结核药（异烟肼、对氨水杨酸钠、链霉素）内服、注射，肺导管注入，以及内服铁破汤等，均无显著效果，乃于1961年8月29日来院门诊。既往史及家庭史无特殊，结婚6年未育。查体：体瘦，脸白，颧红，声音低短，脉细，舌苔薄，头部器官正常，甲状腺稍大。右肺上部呼吸音显著减低，心音正常，腹部阴性，诊断为空洞型肺结核。

治疗经过：诊治以来，始终以香砂六君及参苓白术二汤剂为主，随症加用之药物有生脉散、青蒿、地骨皮、百部草、白及、川贝母、诃子肉、阿胶、龟甲胶等。自1961年12月28日起，又加用黄连，研末口服，用量3g，持续服至1962年9月中旬最后一次门诊，历时1年许。最后患者自觉症状显著好转，X线断层摄片检查示肺部空洞较治疗前缩小1/3，并怀胎7个月余。

◆解析

患者症状之特点为咳嗽经年，腹泻频作，认证应属肺、脾同病，治疗之法，用香砂六君汤、参苓白术汤等以脾肺兼顾。辨证论治之外，并加服黄连，连服8个多月，因黄连对结核分枝杆菌的抑制作用，已为多数学者所证实。患者来门诊前虽用多种抗结核药物无效，但有实验证明，结核分枝杆菌对抗结核药（异烟肼、对氨水杨酸钠、链霉素）耐药者，对黄连并无交叉耐药性，故本例取得初步疗效，可能与辨证论治结合专病专方用药有关。

◆读案心悟

【引自】沈元良. 名老中医话肺系疾病. 北京：金盾出版社，2014.

叶心清医案

【辨证治则】肺阴亏损，虚火内盛之证，治宜养阴益气、清热健脾。

崔某，男，37岁。胸痛、气短、盗汗2年，于1959年8月19日来院诊治。患者自1949年起发现有浸润性肺结核，虽经中西医治疗均未见好转。但自觉症状并不明显，尚能坚持上班工作。近2年来渐有胸痛，气短，盗汗，神疲乏力，食欲缺乏，夜眠不实，晨晚咳痰，黄黏腥臭，口干喜热饮，溲黄便调，日见消瘦。多年来一直注射链霉素，服异烟肼、对氨水杨酸（PAS）等。检查：右上肺闻及湿啰音，呼吸音较粗，胸部X线片示右上肺浸润性结核灶，痰培养有结核分枝杆菌生长，苔薄黄，舌质红，脉沉细数。西医诊断为开放性肺结核，中医诊断为肺痨。

【辨证】证属肺阴亏损虚火内盛。

【治法】治宜养肺阴，清虚热，滋清结合。

【处方】首乌藤30g，生地黄24g，鳖甲18g，玄参、茯苓、浮小麦各15g，浙贝母12g，知母、地骨皮、青蒿、白及各9g，青皮6g，桔梗、甘草各3g。

上方每日1剂，水煎分2次服。共进10剂，盗汗已止，但仍咳嗽、胸痛、疲劳乏力。乃宗前法，原方加减，膏剂缓图。

【处方】生地黄240g，牡蛎、蒲公英各180g，茯苓150g，浙贝母、白及、炒麦芽各120g，白薇、酸枣仁各90g，杏仁泥、旋覆花、青皮各60g，知母9g。

上药浓煎，以白蜜250g收膏，每日2次，每次1茶匙。此膏剂共配2剂，连服3个月，咳嗽盗汗已止，胸痛减轻，精神好转，痰培养多次均为阴性。此3个月间已逐渐停服西医抗结核药物。继续服此膏剂1年，胸痛止，疲劳感消失，仅感睡眠稍差，痰培养一直阴性，胸部X线片复查示原病灶已硬结钙化。

◆解析

本例为开放性肺结核已迁延达10年之久，曾经中西医常规治疗均无效。叶老抓住盗汗，口干，胸痛，苔薄黄，舌质红，脉细数等辨证，从养阴清热另僻治疗途径。养肺阴重用生地黄、玄参；清虚热投以地骨皮、青蒿、知母，特别用鳖甲，一则滋阴潜阳，二则软坚化痰；配青蒿更是疗骨蒸盗汗之要药，近年有人以鳖甲愈合结核性溃疡效果理想；方中白及性苦涩微寒、入肺经收敛止血，消肿生肌，近代药理研究，白及对结核分枝杆菌有显著的抑制作用，叶老主张中西医互相取长补短，在配方中首先突出中医辨证论治，在此前提下尽量采用现代药理证实，但又不违反辨证原则的中药来提高疗效，此例采用白及便是明证。

◆读案心悟

【引自】沈元良. 名老中医话肺系疾病. 北京：金盾出版社，2014.

第十三章　慢性阻塞性肺疾病

慢性阻塞性肺疾病是指具有气流阻塞特征的慢性支气管炎及肺气肿。临床以咳嗽、咳痰和喘息、气促，活动后明显加剧为特征，是老年人最常患的慢性呼吸道疾病。由于支气管的慢性炎症，一方面使管腔变窄，形成不完全性阻塞；另一方面又破坏小支气管壁软骨，失去对支气管的支架作用，吸气时支气管扩张，气体尚能进入肺泡，呼气时支气管过度缩小、陷闭，阻碍气体排出，肺泡内积聚多量的气体，使肺泡明显膨胀和压力升高，并且肺部慢性炎症使白细胞和巨噬细胞释放的蛋白分解酶增加，损害肺组织的肺泡壁，致使多个肺泡融合成肺大疱或气肿；肺泡壁的毛细血管受压，血液供应减少，肺组织营养障碍，也引起肺泡壁弹性减退，促使肺气肿发生，从而形成慢性阻塞性肺疾病。由于吸烟者数量的增加和空气污染的加剧，世界各地慢性阻塞性肺疾病的发病率都在增加。据统计，目前我国老年人群中患病率高达10%～15%或更多。

慢性阻塞性肺疾病属中医学“咳嗽”“喘证”“肺胀”等范畴。其主要病机是肺、脾、肾三脏亏虚，痰浊瘀血阻塞气道。

查玉明医案

【辨证治则】本证为素有痰湿内伏久羁，感邪则动。故当以活血益气，化痰止咳为原则。

李某，男，61岁。既往史：慢性气管炎、肺气肿、肺源性心脏病，每因气候变化而复发。现病史：近2周心悸气短，喘息不能安卧，下肢水肿，尿少，大便不实，肢凉怕冷。初诊1978年1月30日。症见面色晦滞，面部水肿，两目少神，气喘不止，气短不续，坐卧不安，咳逆倚息，胸满腹胀，口唇色青，舌暗紫、苔薄腻、舌下络脉瘀血显著，脉沉细、涩结频见。血压100／70mmHg。心电图：心律失常，右心室增大。证析：素体脾肺两虚，脾虚痰湿内生，致胸满腹胀，大便不实；肺卫气虚，则形寒易感；湿邪内伏，遇寒则动，肺失宣降，则嘘嘘气喘；水湿痰浊阻肺则喘，气短不续；迁延日久，心肾受累，凌心则悸；心气不足，血行不畅，故口唇发绀，舌下络脉瘀血；肾虚阳微则尿少不利、肢体水肿。其病变源于脾、肺，累及于肾，并发心、肺。诊为：肺胀、心咳（肺气肿、肺心病）。

【治法】温肺平喘，降逆消痰。

【处方】射干麻黄汤、二陈汤化裁：炙麻黄7.5g，细辛5g，款冬花20g，紫菀15g，半夏15g，陈皮25g，茯苓25g，甘草10g，五味子7.5g，西洋参7.5g，葛根25g，白术15g，引用生姜12片。水煎服，每日2次。

1978年2月10日二诊：照方服药5剂，喘息改善，心悸气短减轻，尿液通畅，水肿渐消，咳痰爽，气道畅，腹胀减，大便调。仍宗前法守原方继服。

1978年2月18日三诊：进药10剂，诸症明显改善，咳喘止，水肿消，能平卧；收到阳复湿化水行之效。心电图复查正常。由于久病气虚，生化之源，精微不化，痰湿内伏，浊阴留恋，故仍有腹胀便溏。法当助脾益气、化湿和胃，以善其后。改用香砂六君子汤加减。

【处方】西洋参7.5g，白术25g，茯苓25g，甘草10g，半夏15g，陈皮15g，砂仁7.5g，佩兰10g，苍术15g，葛根25g，丹参25g，细辛5g，黄芪40g。连续服用6剂。

药后喘咳平复，症状稳定，食欲增进，纳谷如常，气息匀调，喉鸣减退，精神复振，临床治愈。嘱其注意预防感冒，以防复发。

◆解析

二陈汤燥湿化痰，茯苓、白术、甘草助脾益气和胃为君；麻黄、细辛温散寒痰，款冬花、紫菀温肺平喘为臣；生姜、半夏降逆化痰，射干消痰散结为佐；配加西洋参、五味子益心气、敛肺气，协同葛根降低心肌耗氧量，改善心功能，使喘息得平，其效尤著。后以六君子补气健脾、逐湿除痰、行滞开郁，以善其后。

◆读案心悟

【引自】尹远平. 中国百年百名中医临床家丛书·查玉明. 北京：中国中医药出版社，2003.

董建华医案

【辨证治则】肾阴不足，虚火烁肺，致肺阴亦亏，故干咳少痰。宜用养阴补肾之剂，佐以清热化痰药物治疗。

林某，70岁，男。1987年10月19日初诊。症见喘促气短，呼多吸少，动则喘甚，干咳少痰，腰酸耳鸣，手足心热。诊查：舌红少苔，脉细少力。罹疾20余年，反复发作。中医诊断为肺胀。

【辨证】证属肾阴不足，气不归元。

【治法】当以滋养肾阴，纳气归元。

【处方】山茱萸10g，熟地黄10g，麦冬10g，五味子10g，黄芪10g，杏仁10g，紫苏子、紫苏梗各10g，地龙10g，肉桂3g，沉香粉（冲）3g，紫石英（先煎）15g。6剂。

药后喘促气短稍减轻，呼吸趋于均匀，余症仍存。守法调方，继治月余，喘促大愈，呼吸平稳。

◆解析

《灵枢·经脉篇》谓："肾、足少阴之脉……是动则病饥不欲食、咳唾则有血，喝喝而喘。"《医贯·喘》云："真元损耗，喘出于肾，气之上奔……乃气不归元也。"这两段话说明肾阴不足和肾阳不足都可以导致喘证发生。本例因真阴不足，兼有元阳不足，气不潜纳，逆奔迫肺，致喘促气短，呼多吸少，动则喘甚；肾阴不足，可见腰酸耳鸣，手足心热、舌红少苔、脉细；肾阳暗损，可见脉无力。治方中，设山茱萸、熟地黄滋养真阴；麦冬、五味子、黄芪养阴益气，助肺肃降；杏仁、紫苏子、紫苏梗、地龙清热润燥化痰、止咳平喘，紫苏子尚有降气之力，紫苏梗尚有理气之劳；肉桂、沉香相伍，温肾而纳气，再配紫石英之重镇摄纳，则纳气归元力增。

◆读案心悟

【引自】麻仲学. 董建华老年病医案. 北京：世界图书出版社，1994.

张镜人医案

【辨证治则】外邪留恋于肺，肺气肃降无权，痰热交阻，随气而逆上，咳喘频作。治宜祛邪宣肺，化痰止咳。

李某，女，65岁。1989年9月22日初诊。主诉咳嗽气促，不能平卧。有慢性支气管炎喘息病史，时值初秋，寒暖失常，咳嗽加剧，痰多泡沫黏稠，伴有气促，不能平卧。舌淡红，苔薄腻，脉滑数。两肺呼吸音较粗，闻及散在哮鸣音，X线胸透示两肺纹理增生。西医诊断为慢性支气管炎、肺气肿；中医诊断为喘证、肺胀。

【辨证】为痰热内阻，肺气肃降无权。

【治法】治当化痰清热，降气平喘。

【处方】水炙桑皮12g，炙紫苏子9g，杏仁9g，海浮石15g，旋覆花9g，炙款冬花9g，黄芩9g，佛耳草15g，生甘草3g，制半夏6g，炒陈皮6g，生白术9g，水炙麻黄6g。3剂。

9月25日二诊：药后咳减痰少，气促胸闷较减，夜间仍有哮鸣，不能平卧，脉滑数苔薄腻，高年肺肾两虚，痰热内阻，肺气失降，肾不纳气，再拟前方佐以补肾纳气。

【处方】水炙桑皮15g，水炙苏子9g，旋覆花（包）9g，海浮石15g，佛耳草15g，炙款冬花9g，甜杏仁9g，制半夏5g，白术9g，紫石英15g，补骨脂9g，香谷芽12g。3剂。

患者药后咳喘均见减轻，夜间尚能平卧，体检：两肺未闻及哮鸣音，X线胸透示慢性支气管炎、肺气肿。调治15天，临床症状基本缓解。

◆解析

《丹溪心法·喘篇》指出："凡久喘之证，未发宜扶正气为主；已发用攻邪为主。"本例素有喘疾夙根，感邪之后，外邪引动痰阴，故治当化痰清热，降气平喘以驱除外邪而复肺气肃降之权。方中桑白皮、黄芩、佛耳草清肺泄热，杏仁、制半夏、陈皮化饮除痰，痰除则气道通畅；紫苏子、旋覆花、海浮石、紫石英，均具平喘纳气之功，故二

◆读案心悟

诊之后，症情渐见平稳，夜间哮鸣音消失而能平卧。盖治疗哮喘之疾，须按病情之轻重缓急而施治之，但凡“发则治上，缓则治下，在上治肺胃，在下治脾肾，未发宜扶正，已发则攻邪，若欲除根，必须坚持服药，倘一曝十寒，终无济于事也”。

【引自】 张镜人. 中华名医治病囊密·张镜人卷. 上海：文汇出版社，2000.

许公岩医案

【辨证治则】 证属寒湿伤脾，痰浊阻肺，久病正虚而呈本虚标实，治宜宣肺化痰，佐以散寒健脾之剂。

吴某，男，62岁。1990年12月18日初诊。患者慢性咳喘史30余年，2个月前因受凉后咳喘加重。现症：咳嗽痰多，色白黏稠，胸闷喘憋，动则喘息气急，心悸气短加重。夜间不能平卧，腹胀便溏，尿少肢肿。虽屡经中、西医治疗，病情未见好转，遂来我院求治。诊查：慢性喘息状态，呼吸困难，面色晦暗，双侧球结膜水肿，唇甲发绀，颈静脉怒张，胸廓呈桶状，肋间隙增宽，两肺呼吸音粗，散在干啰音，两肺底可闻及湿啰音，腹部稍膨隆，肝于肋缘下4cm处可及，双下肢呈可凹性水肿。舌质紫暗、有瘀斑，舌苔白薄腻，脉沉细弦滑略数。西医诊断为慢性阻塞性肺疾病；中医诊断为喘证、肺胀。

【辨证】 寒湿伤脾，痰浊阻肺，久病正虚。

【治法】 健脾宣肺，扶正祛邪。

【处方】 苍术12g，麻黄2g，莱菔子30g，桔梗10g，泽泻30g，葶苈子（包）30g，茯苓10g，干姜30g，丹参30g。

1990年12月25日二诊：服药后咳嗽明显减轻，咳痰减少，喘憋水肿亦减轻，夜间睡眠较前平稳，便软不成形，每日2～3次，脉细弦滑略数，舌质暗紫，舌苔薄白腻，仍拟前法加减。

【处方】苍术12g，麻黄2g，莱菔子（炒）30g，桔梗10g，泽泻30g，葶苈子（包）30g，党参30g，茯苓10g，车前子（包）15g，干姜15g，丹参30g。

1991年1月10日三诊：服药后咳嗽、喘憋及心悸气短等症大大减轻，水肿已完全消退，夜间可平卧入睡，胃纳较前佳，大便软，每日一行，脉细弦滑，舌质暗紫、苔薄白。治宜温阳健脾，运化湿滞。

【处方】党参30g，茯苓10g，莱菔子30g，苍术10g，桔梗10g，车前子（包）15g，丹参30g，干姜15g，泽泻30g。

1991年1月24日四诊：病情基本控制，平静时无任何自觉症状，除轻度咳嗽之外，唯急剧活动后方感气短心悸。食纳二便如常，舌稍紫暗，苔薄白，脉细弦滑，此乃湿邪已除而正气未变。治以敛心益肺、养血助降之法，维持治疗。

【处方】甘草30g，五味子21g，丹参30g，茯苓10g，莱菔子15g，当归10g，苍术10g，诃子肉10g，干姜10g。

◆解析

本例患者已年过六旬，久患咳喘，胸腹胀满，呼吸困难，虽屡经中、西医诊治，效果并不理想，后经许老治疗而迅速好转，其关键在于辨证准确与用药得当。许老通过审因辨证，按急则治标，当以健脾宣肺、温化痰湿祛邪为主，辅以益气扶正为治。故先后于方中用辛香温燥、气味雄烈之苍术，燥湿健脾，使脾气散精上归于肺，用辛苦温之麻黄，辛开苦降、宣肺平喘，发汗利水，通调水道，两药协同健脾宣肺而利尿除湿，辅以干姜温脾散寒以化湿，佐党参、茯苓健脾益气利水以扶正；炒莱菔

◆读案心悟

子、葶苈子、泽泻、车前子泻肺消胀平喘，化痰利水以治标，气水内停，必致瘀血内阻，故用丹参活血利水。诸药合用，肿消咳止，邪去正复，肺胀乃除。整个治疗过程，把握主症，对症用药，故效果卓著。

【引自】 单书健. 古今名医临证金鉴·咳喘肺胀卷. 北京：中国中医药出版社，2011.

刘渡舟医案

【辨证治则】 本案咳喘吐痰，痰色清稀。背部恶寒，舌苔水滑，为寒饮内扰于肺，肺失宣降之职。治宜化痰平喘，滋肾养阴。

柴某，男，53岁。1994年12月3日就诊，患咳喘10余年，冬重夏轻，经西医诊为慢性支气管炎，慢性支气管炎并发肺气肿。选用中西药治疗而效果不显。就诊时，患者气喘憋闷，耸肩提肚，咳吐稀白之痰，每到夜晚则加重，不能平卧，晨起则吐痰盈杯盈碗。背部恶寒。视其面色黧黑，舌苔水滑。切其脉弦，小有滑象。西医诊断为慢性阻塞性肺疾病；中医诊断为喘证、肺胀。断为寒饮内伏，上射于肺之证，给予小青龙汤内温肺胃以散水寒。

【处方】 麻黄9g，桂枝10g，干姜9g，五味子9g，细辛6g，半夏14g，白芍9g，炙甘草10g。

上药服7剂，咳喘大减，吐痰减少，夜能卧寐，胸中觉畅，后以《金匮要略》之桂苓五味甘草汤加杏仁、半夏、干姜，采用正邪并顾之法治疗而愈。

◆解析

小青龙汤是治疗寒饮咳喘的名方，张仲景用它治疗“伤寒表不解，心下有水气”及“咳

◆读案心悟

逆倚息不得卧”等支饮为患。方中麻黄、桂枝发散寒邪，兼以平喘，干姜、细辛温肺胃，化水饮，兼能辅麻黄以散寒；半夏涤痰浊，健胃化饮；五味子滋肾水以敛肺气；芍药养阴血以护肝阴，而为麻黄、桂枝二药之监，使其去邪而不伤正；炙甘草益气和中，调和诸药。服用本方可使寒邪散，水饮去，肺气通畅则咳喘自平。应当指出的是，本方为辛烈发汗之峻剂，用之不当，每有伐阴动阳之弊，反使病情加重。

【引自】陈明.刘渡舟临证验案精选.北京：学苑出版社，2007.

王正公医案

【辨证治则】慢性阻塞性肺疾病。痰湿恋肺，宣降失司，久而肺气虚损。治宜宣肺化痰，佐以健脾补肾药物治疗。

张某，女，68岁。患慢性支气管炎22年，发现肺气肿8年。近来咳嗽痰多，痰白清稀，动则气喘，脉细弦小数，舌边齿印，苔白滑腻。症见咳嗽痰多，动则气喘，舌淡胖，苔白腻，脉滑数。西医诊断为慢性阻塞性肺疾病；中医诊断为喘证、肺胀。

【辨证】属风邪犯肺者。

【治法】先拟宣肺透邪，蠲饮化痰。

【处方】僵蚕12g，蝉蜕12g，荆芥12g，百部10g，紫菀12g，半夏12g，陈皮12g，白前12g，生甘草6g，炙紫苏子10g，莱菔子8g，白芥子9g。

水煎服，每日1剂，分2次温服；疗程为4周。上方加减连服1个月，咳嗽明显减轻，痰量亦减少，喘促已平。上方去蝉蜕、炙紫苏子、莱菔子、白芥子，加丹参、当归、党参、黄芪、白术等扶正培本。冬季改用膏方连服3年。随访5年，慢性支气管炎基本未发。

◆解析

本方是著名老中医王正公经验方。王老认为，喘证、肺胀的成因大多是伤风感冒或呼吸道感染治疗不及时，或过早应用止咳润肺药物，使外感风寒之邪失于宣达；或因后续感冒，肺气受伤，导致支气管黏膜分泌物增多，如长期不能改善，则逐渐形成慢性支气管炎。另外，老年人阳气不足，肺、脾、肾脏气功能虚弱，抗病能力衰退，就更容易形成慢性阻塞性肺疾病。本方化裁自《医学心悟》的止嗽散，方中僵蚕、蝉蜕宣肺透邪，配百部、紫菀、半夏、陈皮止咳化痰，辅以白前、荆芥之宣肺解表，生甘草调和诸药，化痰解毒，共奏宣肺透邪、蠲饮化痰之功。

◆读案心悟

【引自】马仁美．王正公治疗老年慢性支气管炎的经验——附156例临床疗效分析．上海中医杂志，1991（9）：18－19．

沈其霖医案

【辨证治则】慢性阻塞性肺疾病。喘咳反复发作，动则咳嗽，肺肾俱虚，痰热阻肺。治宜止咳平喘、润肺补肾。

张某，男，68岁。2001年5月16日初诊。患者反复咳喘、气促10余年，近因天气变化咳喘复作，服某诊所自制“咳喘散”后，病反加重，剧烈阵咳，咳少量白色黏涎痰，气急喘促，头晕乏力，背心寒冷，小便清长，夜尿频数，大便偏干，口渴喜温饮，舌红，苔薄腻根部略厚，脉沉弦数，双尺弱。症见咳白色黏涎痰，气急喘促，头晕乏力，夜寐不安，口淡不渴或口渴喜温饮，舌暗红或有瘀斑，苔白腻，脉沉弦数。胸部X线片示慢性支气管炎、肺气肿伴急性感染。西医诊断为慢性阻塞性肺疾病；中医诊断为喘证、肺胀。

【辨证】属肺、脾、肾俱虚，痰热瘀滞。

【治法】益气补肾，清热化痰平喘。

【处方】金水交泰汤：南沙参50g，黄精30g，紫苏子30g，赤芍30g，木蝴蝶10g，地龙12g，制南星15g，葶苈子15g，黄芩30g，甘草15g，沉香（为末，分6次冲服）6g，夜关门30g。

每日1剂，水煎，分3次服。服药2剂，咳嗽程度减轻，咳嗽次数减少。继服此方6剂，微咳，痰薄易咳，动则气喘，背心仍冷，尿频，舌淡红苔白润，脉沉细。金水交泰汤中沉香易肉桂6g，温阳纳气，续服12剂，咳喘乃愈。

◆解析

本方是绵阳市中医研究所李孔定主任医师经验方。方用南沙参养阴补肺，甘草益气祛痰，黄精一药，《本草从新》谓其入心、脾、肺、肾四经，具有气阴并补之功。三药合用，补其既虚之脏，使其本固则力可抗邪。紫苏子、制南星性味辛温，燥湿化痰；地龙、葶苈子性味辛寒，通络泻肺，两组药一阴一阳，一缓一峻，使水饮得化，顽痰可蠲；痰浊蕴肺，易于化热，阻闭气道，故用黄芩、夜关门清泻肺热，防止化火刑金；木蝴蝶宽胸快膈，疏通气道壅闭；痰壅则气滞，气滞则血瘀，故用赤芍活血行瘀；母病及子，肺病则肾虚，肾虚则难纳气，故用沉香纳气归肾。全方补泻兼施，清温并用，标本兼赅，共奏扶正以抗邪、祛邪以固正之效。

◆读案心悟

【引自】沈其霖．金水交泰汤加减治疗慢阻肺78例．四川中医，2006，24（3）：70－71.

王广见医案

【辨证治则】慢性阻塞性肺疾病，辨证属心肺气虚，血瘀痰阻者。治宜以止咳平喘为主，佐以活血化瘀药物治疗。

赵某，男，68岁。1998年11月23日初诊。咳嗽，吐痰，喘息44年，加重3天。患者于22岁时因淋雨感冒，气管发炎，治未彻底，时发时止，秋冬加重，体质渐虚，用药诸多，病未根除。此次发病，又因感冒而作，常规用药，未中病的，急诊入院。查体：患者呈半坐位，面色苍白，口唇发绀，呼吸极度困难，呼多吸少，喉间哮鸣，咳嗽吐痰，痰白为泡沫状，心悸，胸部憋闷，不思饮食，四肢不温，下肢凹陷性水肿，舌质灰暗，舌苔滑腻，脉沉细弱。体温36.2℃，血压150／95mmHg，两肺哮鸣音，明显桶状胸，心率106次/分，第二心音亢进。X线片示双肺纹理增强，肺野透明度增高，横膈低平，心影狭小呈滴状心。心电图示肺型P波，下壁心肌呈缺血性改变。临床诊断：①慢性支气管炎；②慢性阻塞性肺气肿；③肺源性心脏病。中医诊断为喘证、肺胀。

【辨证】证为心肾阳虚、血瘀痰阻型喘证。

【治法】治宜温阳祛瘀，化痰平喘。

【处方】消咳平喘汤：人参10g，洋金花0.3g，桃仁15g，红花12g，水蛭5g，鱼腥草30g，葶苈子、白芥子、杏仁、厚朴、麻黄各10g，熟附、红参各10g，干姜6g。

发作期水煎服，每日1剂，早、晚2次分服，并给氧以挽欲绝之气。缓解期服丸药（蜜丸），每次10g，每日3次。禁忌烟、酒、辛辣、油腻。远房帏，防感冒。

二诊：咳喘、胸闷缓解，小便通利，水肿渐消，四肢转温，面有华色，哮鸣音减少，心率84次/分，血压140／85mmHg。上方去参、附、姜，继服5剂。不再吸氧。

1998年11月30日三诊：水肿消，咳喘平，饮食增，舌脉趋常。嘱改服丸药，巩固疗效。服丸药3个月，病未再作。心电图、X线片示正常，告愈停药，仍守禁戒。随访2年，未见复发。

◆解析

消咳平喘汤重在祛瘀，方中桃仁破血行瘀，通脉止咳；红花活血化瘀，通利经脉，桃、红合用，血瘀除也。麻黄平喘利水，开宣肺气；杏仁止咳平喘，白芥子利气豁痰，三药合用，痰浊涤也。水蛭通利水道，破血逐瘀；葶苈子利水消肿，泻肺平喘，此二味能荡水饮之瘀。厚朴行气滞，消痰涎，平喘咳，独此一味，能利气瘀。鱼腥草清热解毒，抗菌消炎，主入肺经，治疗急、慢性炎症。洋金花止咳平喘，止痛解痉，更伍人参，益肺健脾，大补元气，既强“储痰之器”，又健“生痰之源”，母子俱补，培植脾肺。全方配伍，攻瘀为先，养正为使，坚持服药，“久而增气”，瘀阻之物得除，慢性阻塞性肺疾病方痊。视痰、瘀、风、寒、热及肺、脾、肾等脏虚实情况随症加减。

◆读案心悟

【引自】王广见，王书博，陈玉川．慢性阻塞性肺疾病从瘀论治320例．四川中医，2000，18（8）：31-32.

第十四章　慢性肺源性心脏病

肺源性心脏病是指由肺组织或肺动脉及其分支的病变，引起肺循环阻力增加，从而发生肺动脉高压，导致右心室增大伴有或不伴有充血性心力衰竭的一组疾病。慢性肺源性心脏病以右心室肥大和扩张为特征，在我国是老年人常见病和多发病，主要继发于慢性阻塞性肺疾病。据统计，全国抽样调查2000多万人群，平均患病率为0.4%。本病与职业、吸烟、自然条件等关系密切。

慢性肺源性心脏病属中医学“肺胀”“喘证”等范畴。其主要病机肺、脾、肾三脏功能失调，痰浊、水饮、瘀血互结为病。

刘良丽医案

【辨证治则】慢性肺源性心脏病。中医证辨属肺肾气虚，痰瘀互结者，治宜宣肺补肾、止咳平喘。

黄某，女，75岁。因反复咳嗽、咳痰20年，劳力性气促5年，复发加重1个月入院。患者慢性咳、喘病史20余年，好发于冬、春两季，遇寒易发，并渐出现上楼爬坡后气促、胸闷、心悸，1周前，不慎外感后，咳、痰加重，咳黄脓痰，动则喘促、胸闷，院外抗感染、解痉平喘治疗，效不显。自发病以来，纳、眠差，大便干结，小便黄，舌质紫暗，有瘀斑，苔黄腻，脉细涩。检查：体温37℃，心率100次/分，呼吸28次/分，血压130／70mmHg，神清，面色晦暗，唇甲发绀，高枕卧位。颈静脉充盈，桶状胸，肋间隙增宽，叩诊过清音，双肺闻及干、湿啰音，剑突下可见心脏搏动，心界不大，心率90次/分，律齐，$A_2>P_2$，三尖瓣听诊区心音较心尖部明显增强，各瓣膜听诊区未闻及病理性杂音，肝脾未扪及，移动性浊音（-），双下肢不肿，双肾区无叩击痛，神经系统（-），血常规：白细胞计数12×10^9／L，中性粒细胞0.85，胸部X线片示符合慢性支气管炎、肺气肿、肺源性心脏病改变，症见咳嗽，咳痰，喘促，胸闷，心悸，活动受限，舌质紫暗，有瘀斑，苔黄腻，脉细涩。西医诊断为慢性支气管炎急性发作期，阻塞性肺气肿，慢性肺源性心脏病；中医诊断为肺胀（肺肾气虚，痰瘀互结型）。入院后常规给予吸氧、抗感染、解痉平喘、扩血管等对症治疗措施，

【处方】补肺汤加减：党参20g，黄芪30g，熟地黄15g，五味子10g，紫菀10g，桑白皮10g，丹参15g，生甘草5g。

每日1剂，水煎服，服用7剂，咳、喘减轻，续服原方7剂，咳、喘消失，血常规正常，后随症加减，续服14剂，痊愈出院。出院后随访1年，未再复发，生活自理。

◆解析

慢性肺源性心脏病属中医学“肺胀”“喘证”范畴，气虚血瘀兼夹痰浊是本病病理基础，气虚血瘀贯穿整个病理过程，病变病位涉及肺、脾、肾、心，虚实夹杂、虚瘀相合是本病缠绵难愈的重要环节，故治宜益肺补肾活血祛痰为则，在扶正的同时予以祛邪，标本兼治。补肺汤方中原用人参，因其价昂，故易党参，益气健脾，培土生金，并“治肺虚，益肺气”；熟地黄、五味子滋阴益肾，酸涩敛气。四药配伍，以补气补血敛肺气，针对其肺、肾气虚的特点，紫菀、桑白皮止咳化痰平喘以清肺，丹参活血化瘀，此方补中有泻，泻中有补，全方共奏补肺健脾益肾之功以固其本，即补肺而充卫气，健脾而燥痰湿，益肾而养根本，活血而祛瘀。

◆读案心悟

【引自】欧江琴，刘良丽，刘华蓉．补肺汤加减治疗慢性肺源性心脏病20例．河南中医，2006，26（2）：69－70.

李洁霞医案

【辨证治则】慢性肺源性心脏病。病久势深，痰浊蕴肺，肺气郁滞，中医辨证属痰瘀阻肺，肺肾两虚者，故治疗以化痰祛滞、宣肺降浊为主。

张某，男，72岁。因反复咳嗽、咳痰6年，伴气促4年，加重复发15天，于1998年8月14日入院。患者有肺源性心脏病病史4年，入院症见咳喘、气促不能平卧，胸闷如窒，心悸，咳黄色黏液痰，口干，身热，脘痞纳呆，大便调，小便少。检查：体温37.5℃，血压135／80mmHg。唇面、肢端中度发绀，呼吸困难，三凹征，半卧位，消瘦，颈静脉怒张。肺气肿体征，双肺闻散在哮鸣音，双中、下肺中量细湿啰音。心率130次/分，律齐，未闻杂音。肝肋下2cm，质中光整轻触痛。双下肢中度水肿，舌暗红，舌底静脉纡曲紫暗，苔黄腻，脉滑细数。胸部X线片：肺心病改变，肺部感染征。心电图示窦性心动过速、肺性P波、电轴右偏。血常规：白细胞计数$13.3\times10^{9}/L$，中性粒细胞0.805，淋巴细胞0.195，红细胞计数$6.61\times10^{12}/L$。症见咳嗽、咳痰、气喘，活动后更甚，胸闷、心悸，或有烦躁，面色晦暗，唇甲、肢端发绀，肢体颜面水肿，小便少。中医诊断为肺胀（痰瘀阻肺、肺肾两虚）；西医诊断为慢性支气管炎急性发作期，阻塞性肺气肿，慢性肺源性心脏病、心功能不全Ⅳ级。治疗以加味血府逐瘀汤。

【处方】桃仁、赤芍、桔梗、枳壳各12g，红花6g，当归9g，生地黄、龙利叶、岗梅根各15g，牛膝10g，柴胡3g，桑白皮、川贝母、瓜蒌皮各8g。

每日1剂，水煎，分2次温服。以活血祛瘀、理气化痰、宣肺清热。经11天治疗，症状明显改善，咳痰、水肿消失，肝肋下未触及，双肺啰音消失。复查胸部X线片示炎症明显吸收，血常规正常，一般生命体征正常，准予出院。

◆解析

肺源性心脏病属于中医肺胀范畴，肺胀的病理基础是心脉瘀阻，痰浊阻肺。肺胀病人因患有长期慢性肺系疾病，多可导致气滞血瘀。笔者临床选用血府逐瘀汤为基础方，并加用中草药龙利叶、岗梅根。本方活血化瘀而不伤血，疏肝解郁而不耗气，理气化痰而不伤正，故适用于慢性肺源性心脏病之体虚标实之人。现代研究表明，血府逐瘀汤中的活血化瘀药具有扩张血管、减少血管阻力、增加血流量的作用，可改善微循环和血液动力，减轻炎症反应，减少渗出，促进炎症吸收，使病灶局限化，有利于炎症的恢复。

◆读案心悟

【引自】李洁霞，丁木．加减血府逐瘀汤治疗慢性肺源性心脏病的临床观察．湖北中医杂志，1999，21（3）：113－114.

楼献奎医案

【辨证治则】慢性肺源性心脏病合并心力衰竭。此乃心阳不振，肺肾气虚，水气凌心，心血瘀阻，痰瘀互结、瘀阻脑络。中医辨证属肺肾气虚，水气凌心者，治宜正元补阳、活血化瘀。

黄某，女，56岁。8岁时患麻疹。此后咳嗽，气急时轻时重，未经治疗症状亦从未完全消失。1969年诊断为慢性支气管炎、肺气肿。1991年4月12日，因肺气肿、肺源性心脏病合并心力衰竭Ⅲ级在某医院住院，用西药治疗。8天后，并发左侧肢体偏瘫。强心药、利尿药、抗生素等药未能缓解症状。刻见：半卧位，张口抬肩，呼吸困难，咳逆倚息，胸闷心悸，面色黧黑，口唇紫暗，喉间痰鸣，形体消瘦，腹胀如鼓，下肢水肿，按之如泥，左侧肢体活动不利，舌质紫暗，舌下瘀点多且呈紫黑，舌苔白腻，脉沉细促。查体：体温36.6℃，心率96次/分，呼吸32次/分，血压90／50mmHg。桶状胸，两肺布满哮鸣音和湿啰音，在三尖瓣听诊区可闻及Ⅲ级吹风样杂音，颈静脉怒张，肝颈静脉反流征阳性，左上下肢肌力Ⅰ级。白细胞计数13.8×10^9／L，中性粒细胞0.82，淋巴细胞0.18。心电图示频发室性期前收缩。胸部X线片示符合肺气肿、肺源性心脏病征象。症见呼吸困难，咳逆倚息，胸闷心悸，面色黧黑，口唇紫暗，喉间痰鸣，尿少浮肿，舌质紫暗，舌下脉络纡曲且呈紫黑，舌苔白腻，脉沉细。中医诊断为肺胀、肺源性心脏病。

【治法】治以温通心阳，大补元气，活血通络，泻肺平喘。

【处方】木防己12g，桂枝60g，生石膏50g，人参5g，红花5g，丹参6g，细辛3g，灯盏花6g，水蛭8g，矮地茶20g，陈皮5g，车前子15g。

每日1剂，水煎，分2次温服。2剂，水煎服，日服1剂。1剂服后，当晚尿量约5000mL。2剂服完，腹水及下肢水肿基本消退。继以前方人参改用党参30g，加浙贝母、姜半夏各10g。再服5剂，咳逆诸症进一步减轻，唯偏瘫恢复缓慢。以后用木防己汤加减与补阳还五汤加味交替使用，2个月后，临床症状全部消失。

◆解析

肺源性心脏病合并心力衰竭，属中医学“饮证”“痰证”“心悸”“喘证”“水肿”范畴。上方以攻补兼施为原则，以温通心阳，温肺化饮，行水化瘀为法。药用木防己通泄疏导下三焦网膜之水；重用桂枝温通心阳，通阳化气，强心利尿；防己、桂枝一苦一辛，行水饮而散结气；石膏辛凉以清郁热，其性沉降，可以镇饮邪之上逆，石膏还可制桂枝之热。人参补气强心，病情危重当用别直参或野山参大补元气；红花、丹参活血化瘀；矮地茶止血，利尿消肿又可止咳；车前子健脾利水消肿；陈皮可行气滞；重用细辛，增快心率；灯盏花、水蛭活血化瘀。本方对治疗肺心病合并心力衰竭疗效显著，但在治疗时必须分清标本缓急、表里阴阳。若见气阴两虚、舌质红绛、少苔或无苔者，不可投此方。应先用其他方药，改善症状，一旦阴津回复，适时投以本方，当可获得较佳疗效。

◆读案心悟

【引自】楼献奎．木防己汤加味治疗肺心病心衰38例．安徽中医学院学报，1994，13（4）：17.

刘延忠医案

【辨证治则】慢性肺源性心脏病急性发作。患者咳喘日久，脾肺气虚，痰饮内宿，寒邪入侵，引动内饮，闭塞气道，致肺气胀满，不能敛降。中医辨证属脾肾不足，痰瘀互阻者，治宜降浊祛瘀、化痰镇咳。

张某，男，68岁。1992年11月入院，有“慢性支气管炎”病史30余年，曾多次以“肺心病”住院治疗，常服白霉素、氨茶碱等药。刻诊患者发冷、发热2日，咳嗽气短，咳吐大量白色泡沫痰，不能平卧，心悸，烦躁不安，胸腹胀满，纳呆，尿少，大便4日未行。查体：体温39℃，心率120次/分，呼吸30次/分，血压135／75mmHg。神志清楚，面色晦暗，球结膜充血，唇甲发绀，舌质紫暗，舌边尖红，舌苔白腻。颈静脉怒张，桶状胸，叩诊两肺底呈浊音，听诊两肺满布干啰音，两肺底有小水泡音。剑突下可见收缩期搏动，心率120次/分，律齐，无杂音，P_2亢进。肝在右锁骨中线肋下5cm，质中等硬度，表面光滑，有压痛，肝颈静脉回流征阳性，双下肢凹陷性水肿二级。化验血红蛋白160g/L，白细胞计数5.0×10^9／L，中性粒细胞0.78，淋巴细胞0.22。胸部X线片示慢性支气管炎、肺气肿合并肺源性心脏病。心电图示肺型P波，额面平均电轴+130°，右心室肥大，心肌呈弥漫性缺血性改变。诊断为慢性支气管炎、肺气肿、慢性肺源性心脏病急性发作期、肺功能Ⅲ级、心功能Ⅲ级。症见咳嗽气促，咳痰不爽，胸部胀满，烦躁心慌，脘腹痞闷，肢体，发热，便干或黏腻不爽。

【辨证】证属本虚标实，当先治标。

【治法】通腑降浊祛瘀。

【处方】通腑祛瘀汤：生大黄18g，紫苏子12g，白芥子9g，莱菔子15g，炙麻黄6g，杏仁9g，桃仁9g，清半夏9g，茯苓12g，橘红9g，葶苈子30g，五加皮9g，丹参3g，甘草3g。

每日1剂，水煎，分2次服；服3剂后，咳嗽之症显减，尿量增加，体温正常。1周后水肿渐退，肝始缩，面部发绀减轻。住院22日，两肺呼吸音正常，肝无增大，下肢无水肿，爪甲红润，食欲倍增，行走如常人。检验：血红蛋白120g／L，白细胞计数8.6×10^9／L，中性粒细胞0.64，淋巴细胞0.36，心功能恢复至Ⅱ级。后以上方减五加皮、干姜、细辛，加黄芪15g，白术12g，防风6g，共研细末常服。

◆解析

本病以肺、脾、肾阳气虚衰为本，以饮停痰阻、气滞血瘀为标，形成本虚标实的病理征象。通腑祛瘀汤治疗肺源性心脏病急性发作期标实危急之证，通腑

◆读案心悟

降浊祛瘀，追根求本溯源，使邪祛正安。方用大黄、莱菔子通腑导滞，釜底抽薪，使肺气得降。降浊之法包括化痰、逐水两方面。肺通调水道，为水之上源；脾主运化，为中流砥柱。若肺气虚衰，脾失健运，肾失蒸化，津液不归正化则为痰水，痰从寒化而为饮，饮溢肌肤而为水，水气泛滥，上凌心肺，则喘逆上气，心悸气短。故方中用紫苏子、白芥子、半夏、橘红健脾化痰；炙麻黄、杏仁宣肺利水；葶苈子泻肺逐饮；茯苓健脾利水；心肺同居上焦，一主血，一主气，肺朝百脉，气为血帅，若肺气虚衰，推动无力，则血行不利，或血为热瘀脉络阻滞，结为瘀血，每有唇甲发绀、舌质紫暗等症，故方中用丹参、桃仁以活血化瘀；五加皮祛风除湿，补益肝肾，利尿止痛，现代药理研究其抗感染、强心作用甚佳，尚有祛瘀、镇咳、增强机体抗病能力之功。本病的后期调治常加扶正气之参、芪之类，以标本同治，提高机体抗病能力，防止复发。

【引自】张福婕，刘延忠．自拟通腑祛瘀汤治疗肺源性心脏病急性发作112例体会．甘肃中医，2004，17（7）：19－20．

王富英医案

【辨证治则】慢性肺源性心脏病合并肺部感染。中医辨证属痰热壅肺者，应用止咳化痰、清热平喘之中药治之。

赵某，男，53岁。1996年3月10日入院，间断性咳嗽、咳痰10余年，近日加重，症见咳嗽，咳黄黏痰，胸闷，气喘，不能平卧，心慌乏力，发热心烦，水肿尿赤，大便干，舌质红，苔黄腻，脉弦滑数等症。查体：体温38.7℃，脉搏

108次/分，呼吸28次/分，端坐呼吸，口唇发绀，颈静脉怒张，桶状胸，两肺满布哮鸣音，肺底可闻及湿啰音。心界向右扩大，心率108次/分，律齐，各瓣膜听诊区未闻及杂音。腹软，肝右肋下2cm，质中等，无压痛，肝颈静脉回流征阳性，双下肢轻度水肿。血常规：血白细胞计数$16.3\times10^9/L$，中性细胞0.63，淋巴细胞0.27。胸部X线片：慢性支气管炎、肺气肿并肺部感染。符合肺源性心脏病改变。西医诊断为慢性支气管炎，肺气肿合并肺部感染，肺源性心脏病，心功能Ⅲ级；中医诊断为喘证（痰热型）。

名医小传

王富英，北京协和医院中医内科主任，博士生导师。1934年6月生于广西桂林市，1952年就读于湖南湘雅医学院。研究领域涉及呼吸内科、睡眠呼吸障碍及睡眠引起的相关疾病。有较扎实的中医理论基础和临床知识。在省市及国家报刊杂志上发表论文30余篇。

【治法】清热化痰，止咳平喘。

【处方】①双黄连粉针6g加入10％葡萄糖液体中静脉滴注，每日1次。②黄芩15g，黄连12g，半夏12g，炙麻黄12g，桑白皮15g，川贝母12g，瓜蒌20g，葶苈子12g，栀子12g，杏仁15g，地龙20g，甘草6g。

水煎服，每日1剂。治疗15天，患者发热消退，咳嗽减轻，咳痰减少，气喘消失，已能平卧。后用健脾益气、化痰止咳之剂，静脉滴注参麦注射液每日40mL，以改善心功能，经住院治疗41天，患者诸症消失，临床治愈出院。

◆解析

肺源性心脏病之痰热型，由于其常合并肺部感染，故治当以清热化痰为主，方中黄芩、黄连、瓜蒌、桑白皮清热化痰；炙麻黄、葶苈子、地龙、栀子宣降肺气以平喘；杏仁、川贝母、半夏止咳化痰。诸药相合，共奏清热化痰、止咳平喘之功。

◆读案心悟

【引自】王富英．分型辨治肺源性心脏病38例．河南中医，2007，27（11）：45－46．

高莱林医案

【辨证治则】慢性肺源性心脏病急性发作期。中医辨证属痰热犯肺者，治宜清肺化痰、止咳平喘。

梅某，男，65岁。1998年7月25日初诊。主诉喘憋，咳嗽4年，加重3个月。既往有慢性喘息性支气管炎病史30余年，每年冬季发病，近4年已不分季节，每于感冒受凉，上述症状复作。3个月前因感冒出现喘憋、咳嗽加重，曾口服多种抗生素，效果欠佳。刻下：患者喘憋，咳嗽，咳大量黄白黏痰，不易咳出，不能平卧，发热，体温38.3℃，不恶寒，流清涕，舌质红，苔薄白，脉滑数。查体心界向下扩大，心率98次/分，律齐，$P_2>A_2$，各瓣膜听诊区未闻及杂音，双肺散布哮鸣音，右肺底少量湿啰音，腹软，肝脾未触及，双下肢不肿。西医诊断为慢性喘息性支气管炎并感染，肺气肿，肺源性心脏病；中医诊断为喘证。

【处方】陈氏咳喘方加减：炙麻黄8g，杏仁10g，冬瓜仁15g，甘草6g，前胡10g，百部10g，贝母12g，瓜蒌15g，金银花12g，蒲公英12g，炙枇杷叶10g，薄荷8g，豆豉15g。每日1剂，水煎服。7剂。

1998年8月2日二诊：患者发热已退，已无咽痛，喘憋有所好转，仍有大量黄黏痰，已基本能平卧，大便常干，舌质红，苔薄白，脉滑。上方去豆豉、薄荷，加胆南星6g，柏子仁12g。再进7剂，水煎服，每日1剂。

1998年8月9日三诊：患者服药后症状明显好转，咳痰较前减少，但较难吐，寐差，便秘，舌红，苔薄白，脉滑。上方加炙百部10g，紫菀10g，远志10g。7剂，水煎服，每日1剂。

1998年8月16日四诊：患者运动后喘憋，气短，咳少量白黏痰，已能平卧，二便调，舌质红，苔薄黄，脉滑细。

【处方】太子参30g，麦冬15g，五味子9g，杏仁10g，冬瓜仁15g，前胡10g，紫苏子10g，莱菔子10g，白果9g，炙杷叶10g，鱼腥草30g，黄芩10g，山茱萸12g，郁金10g。

水煎服，每日1剂。此方服7剂后，在此基础上加减进退，间断服用，至今未再出现咳喘大发作。

◆解析

《丹溪心法》云：“凡久咳之证，未发以扶正为主，已发以祛邪为主。”肺源性心脏病急性发作期以呼吸道感染为主，证属痰热犯肺，治疗当以控制感染为关键，常用陈氏咳喘方加减。方中炙麻黄、杏仁、前胡、甘草宣肺平喘；百部、炙枇杷叶、贝母、瓜蒌、冬瓜仁清肺化痰止咳；金银花、蒲公英清热解毒抗感染。诸药相合，共奏清热化痰、平喘止咳之功。感染重加连翘、黄芩、大青叶、鱼腥草等，其他随症酌情加减。

◆读案心悟

【引自】高荣林，姜在旸．中国中医研究院广安门医院专家医案精选．北京：金盾出版社，2005：106．

沈绍功医案

【辨证治则】慢性肺源性心脏病。辨证属肺肾两虚，痰瘀互阻。治以益气固本、活血利水。

王某，76岁。2004年11月6日初诊。患者咳嗽、咳痰伴喘息20余年，加重3个月。刻下：咳嗽，咳白痰，喘息，动则尤甚，乏力，腹胀，纳呆，小便量少，大便正常，面色、口唇、爪甲发绀，舌质暗，苔白腻，脉沉涩。双肺呼吸音粗，心率90次/分，律齐，P_2亢进，肝大，肋下2cm触痛，双下肢水肿。胸部X线片示慢性支气管炎、肺气肿改变。心电图示窦性心律，肺型P波，电轴右偏。西医诊断为慢性肺源性心脏病；中医诊断为肺胀。

【处方】四君子汤加减：党参15g，黄精10g，黄芪15g，茯苓10g，炒白术10g，川贝母10g，五味子6g，川芎10g，地龙10g，炒葶苈子10g，全瓜蒌15g，泽兰15g，泽泻10g，冬虫夏草粉（冲服）3g。上方14剂，每日1剂，水煎分2次服。

复诊：14剂后，小便增多，双下肢明显减轻，余症变化不著。此乃水湿减退，加强宣肺祛痰之力，上方去泽泻加桑白皮、杏仁，继服10剂，咳喘减轻，水肿消失。后改口服金水宝胶囊，巩固疗效。

◆解析

肺胀多因久病咳喘而引起，可反复发作进行性加重，属“本虚标实”。发作期以痰浊、瘀血交阻之标实为重，缓解期以肺、脾、肾气虚为主，但正虚邪实可互为因果，缠绵难治，临证应详辨。加味四君子汤以党参、黄精、黄芪、炒白术、茯苓益气固本，脾肾同治；冬虫夏草粉、五味子补肾益肺，敛气平喘；佐以川贝母、川芎、地龙行气活血，化痰祛瘀。诸药共奏益气固本、化痰祛瘀之功。

◆读案心悟

【引自】韩学杰，李成卫．沈绍功验案精选．北京：学苑出版社，2006：114.

第十五章　肺癌

肺癌，又称“原发性支气管肺癌”，是指发生于支气管黏膜、腺体、肺泡上皮的恶性肿瘤，是当前世界最常见的恶性肿瘤之一，并且发病率呈上升趋势。本病早期常有刺激性咳嗽、痰中带血等呼吸道症状，易发生区域性淋巴结和血性转移。

中医学认为肺癌的病因很多，有外因，也有内因。其外因主要为六淫邪毒，尤其是烟雾之毒，长期侵袭肺，客邪久留，脏腑气血阴阳失调，而致气滞、血瘀、痰浊等邪毒结聚，形成结块。其内因主要有七情怫郁，饮食失调，旧有宿疾或久病伤正、年老体弱等，以致肺气受损，宣降失司，气滞痰凝，瘀阻经脉，久而成块。其病机属性总属本虚标实，多因虚致实，是一种全身属虚、局部属实的疾病。其疾病初期以气滞、血瘀、痰浊等邪实为主。中晚期常由于癌瘤久侵，耗气伤阴，而致气阴两虚或虚实夹杂。

奚肇庆医案1

名医小传

奚肇庆，男，1949年出生，江苏无锡人，医学硕士。江苏省中医院（南京中医药大学附属医院）主任医师、教授、博士生导师，国家中医药管理局急诊临床基地主任，世界中医药联合会呼吸专业委员会常务理事。获国家新药中药1项，发明专利2项。曾获江苏省政府、南京市政府科技进步三等奖4项和江苏省中医药科教先进工作者等称号。

【辨证治则】病机为痰热瘀毒，痹阻于肺。宜用养阴益气、清热止血药物治疗。

姚某，男，72岁。患者因“肺癌术后，咳嗽咳痰咯血1周”，于2007年11月10日来我院就诊。患者就诊时咳嗽，气喘，咳痰量少，色白黄质黏，咯血量每日30mL，色鲜红，胸闷胸痛，纳谷尚可，苔薄黄腻，舌嫩红，脉细滑。查体：两肺呼吸音清，未闻及痰鸣音。胸部CT：右上肺术后，左上肺TB，两侧肺气肿，伴肺大疱形成，心包积液。B超示肝右叶囊肿。中医诊断为肺积（阴虚毒热）。

【处方】桑皮10g，地骨皮10g，炒栀子10g，藕节炭12g，射干10g，薏苡仁15g，桃仁10g，大贝母6g，鱼腥草15g，黄芩炭10g，白茅根15g，芦根15g，甘草4g，仙鹤草12g，白花蛇舌草15g。14剂，每日1剂，水煎服。

2007年11月24日复诊：痰血已止，咳嗽亦减，唯咳痰量多，色黄，舌质淡紫，苔薄灰黄腻，脉细滑。方药：原方去藕节炭、黄芩炭、白茅根，加虎杖15g，生黄芪15g，葶苈子10g。7剂，每日1剂，水煎服。患者之后复诊以黄芪15g，太子参12g，北沙参12g，仙鹤草12g，生地黄10g，薏苡仁12g，桃仁10g，川百合10g，大贝母6g，炒栀子10g，黄芩10g，白花蛇舌草15g，山慈菇10g。水煎服，每日1剂，以扶正养阴之方治疗，未诉咯血症状。

◆解析

上述患者病史比较复杂，既有肺癌病史，又有肺结核病史，二者均可引起咯血症状。在治疗此患者的时候，奚肇庆以清热滋阴、宁络止血的治法为主，方用桑皮甘寒入肺，清肺热，泻肺气，平咳喘；地骨皮甘淡而寒，归肺肾经，直入阴分泻肺中伏火，并退虚热。二者搭配，颇有泻白散之意；炒栀子、白茅根不仅可以清热解毒，还有凉血止血之功；藕节炭、黄芩炭均为炭类药，性苦、涩，有良好的止血效果；射干、鱼腥草、芦根清肺热；薏苡仁、桃仁、大贝母润肺止咳；仙鹤草不仅可以收敛止血，还具有补虚的作用；白花蛇舌草具有解毒消癥之功，现代医学证明，它对各种癌肿引起的症状都有一定的改善作用。再诊患者痰血已除，去除原方中的止血药物，如藕节炭、黄芩炭、白茅根，体现了中医“止血不留瘀”的思想，止血药物易凉遏恋邪，常有止血留瘀之弊，故应“中病即止”。加入扶正药如黄芪，补气养阴，本身也具有一定的抑制癌细胞增殖作用；虎杖、葶苈子具有良好的化痰止咳功效。患者之后用滋阴补气之方调理，其中北沙参、太子参、麦冬补气养阴；百合、当归甘润益肺。此方重在改善机体内在素质，扶正固本，平衡气血，不仅能改善癌肿症状，调节免疫，而且对提高患者生存质量和远期生存率也有一定的帮助。

◆读案心悟

【引自】周楚瑶．奚肇庆治验肺系重症3则．江苏中医药，2008（12）：64－65.

奚肇庆医案2

【辨证治则】痰毒伏肺，气阴亏虚，导致“肺积”。故治疗以补气养阴，软坚化湿为原则。

吴某，男，78岁。1997年5月12日初诊。2个月前，患者无明显诱因出现咳嗽，少量咯血，或痰中带血，轻度发热。当时未予以重视。4天前，突然出现咯吐鲜血，量约20mL，色鲜紫，伴胸闷胸痛不适。至某胸科医院胸部X线片示右下肺占位性病变，CT检查示右下肺30mm×50mm占位性病变，右下肺癌伴隆突前淋巴结肿大。病理检查示可见腺癌细胞。确诊为右周边型肺癌（Ⅲ期，腺癌）。某胸科医院予以抗感染、止血止咳化痰药治疗，患者咯血渐止，症状好转而出院。1周前，不慎受凉，咳嗽复作，咳吐白黏痰中夹血丝，遂来我院求治。刻下：咳嗽小作，咳白黏痰，中夹血丝，胸闷心悸，食欲不佳，肢倦乏力，精神萎靡，形体消瘦，舌质红少苔，脉细结代。中医诊断为“肺积”。

【辨证】证为气阴两虚，痰毒伏肺。

【处方】黄芪30g，太子参12g，北沙参12g，仙鹤草1.5g，生地黄12g，薏苡仁10g，桃仁10g，川百合12g，大贝母10g，炒栀子10g，黄芩10g，炮穿山甲（代）6g，白花蛇舌草20g，山慈菇10g。

水煎服，每日1剂，日服2次。守上方调服6个月之后，患者咯血渐止，胸闷减轻，咳痰量少，未见血丝，体力较前增加。

二诊：患者诉大便溏软，日二三行，腹胀口黏，舌质淡红，苔薄黄微腻，脉细弦。此为脾虚湿盛，治当健脾化湿。

【处方】太子参12g，白术10g，茯苓12g，山药12g，薏苡仁15g，藿香10g，大腹皮12g，焦山楂、焦神曲各12g，川厚朴8g，大贝母10g，山慈菇10g，半枝莲10g。

服上方20余剂，患者腹胀消除，大便正常，日行1次，无胸闷胸痛。

三诊：患者诉近日心神不宁，夜寐欠佳，耳鸣时作，舌质淡，苔薄腻，脉细弦。考虑为患病日久，气血两虚，心神失养，复加体内郁热，虚火上扰神明而致虚烦不得眠，投以益气养血安神之品。

【处方】太子参12g，黄芪12g，当归10g，枸杞子10g，炙远志10g，茯苓12g，姜半夏10g，川百合10g，知母10g，炒栀子10g，淡豆豉10g，露蜂房10g，炮穿山甲（代）6g。

上方服用40余剂，患者夜寐安稳，耳鸣不作，精神振作。

◆解析

考虑该患者有冠心病病史，加之年事已高，体质较虚，且肺癌已属晚期，不能手术而以中医药治疗。治拟益气养阴，化痰软坚，清肺解毒为大法，药用黄芪、太子参、北沙参、仙鹤草、生地黄、薏苡仁、桃仁、川百合、大贝母、炒栀子、黄芩、炮穿山甲（代）、白花蛇舌草、山慈菇，辅以白术、茯苓、山药、藿香、大腹皮、焦山楂、焦神曲、川厚朴、当归、枸杞子、炙远志健脾化湿、养血安神随诊施治。患者一直坚持单纯中药治疗，2000年6月CT复查示肿块缩小近半，至今生活如常，病情稳定。

◆读案心悟

【引自】奚肇庆，葛明．扶正养阴法治疗肺癌验案两则．四川中医，2001，19（8）23－24.

谷铭三医案

【辨证治则】本例系肺癌广泛转移的晚期患者。此例肺癌的治疗原则是益气健脾，润肺滋肾，清热解毒，化痰散结。

邹某，男，44岁。患者于1988年7月因胸闷、气急至大连市某医院摄片，发现左侧胸腔积液，以渗出性胸膜炎诊断收入院。住院期间，经系统抗结核治疗胸腔积液不减，之后，由于在胸腔积液中发现了癌细胞，确诊为肺癌。同年10月24日转到北京某医院做手术，术中发现“左肺上下、胸膜、心包膜广泛转移”，已无法切除，故关闭胸腔，术后病理诊断为左肺腺癌晚期，经有关专家会诊同意上述诊断。医生向单位及其家属交代，患者最多能活2～3个月，请家属做后事准备。后经家属要求，在京用多柔比星、环磷酰胺、长春新碱、丝裂霉素化疗6周后，返回大连，求助于中医治疗。

1989年2月14日初诊：病史如前，患者自觉胸闷憋气，稍动则症状加重，乏力喜卧，四肢末梢发麻，纳可，便调，舌红无苔，脉沉缓无力。

【辨证】证属脾肺双虚，肺阴亏损。

【治法】投以培土生金法。

【处方】黄芪25g，百合、半边莲各20g，白术、茯苓、鱼腥草、何首乌各15g，柏子仁10g，甘草7g，西洋参（先煎）5g。

水煎服，每日1剂；同时嘱其进食枸杞银耳粥。

1989年3月14日五诊：进服上方30剂。虽然胸闷有所减轻，但由于晨起受凉而出现高热（38.3～39.2℃），轻咳，无血痰，舌红，舌尖出现小溃疡，脉沉细数。临时输液给予抗生素，热象不除。改投滋阴润肺，清热解毒方。

【处方】白花蛇舌草30g，百合、半边莲、鱼腥草各20g，生地黄、何首乌、茯苓各15g，川贝母7.5g，西洋参（先煎）5g。

水煎服，每日1剂。连服14剂，患者热退身凉。继续以2月14日方为基础化裁治疗。患者症状逐渐好转，体力有所加强，体重增至72kg。

1989年6月2日至8月7日第二次到北京某医院做检查，并按第一次方案化疗6周，返回大连后继续用中药治疗。

1989年8月7日十六诊：自觉疲劳感加重，纳可、便调、寐安、脱发，足跟麻痛明显加重。化疗后刀口部出现一个小结节，质硬、压痛不明显，舌红无苔，脉沉细微数，X线片示“胸膜增厚、左侧肋膈角消失、心包有粘连征象。与1989年2月22日X线片比较，未见明显改变。”在补益脾肺的同时，加强化痰散结。

【处方】黄芪30g，百合25g，瓜蒌、半枝莲各20g，生地黄、天冬、茯苓、山慈菇、夏枯草各15g，浙贝母10g，白参（先煎）5g。

水煎服，每日1剂。上方化裁又诊治了16次，进服中药150余剂，刀口处的小结节消失。但仍有轻微憋气感，尤以晚间明显，足跟麻痛消失。1990年2月7日起，在本市某院进行第三次化疗，方案同前。化疗至第5周时，出现背部酸痛，咳嗽少痰，无血痰，胸部出现针刺样疼痛。1990年3月9日CT检查：

左肺下叶前段两个直径0.8cm高密度结节，中段近膈面处2.0cm×2.0cm，边缘呈长毛刺状，密度均匀肿块，右肺上叶近水平裂区直径0.7cm高密度结节，纵隔左肺动脉旁淋巴结1.2cm×1.5cm。诊断：肺癌纵隔淋巴结转移，左下胸膜增厚。因两肺转移中断化疗。仍依前法。

【处方】鱼腥草25g，瓜蒌、百合、白花蛇舌草各20g，生地黄、天冬、当归、山慈菇各15g，乌药、延胡索、甘草各10g，白参（先煎）5g。水煎服，每日1剂。

患者又连续就诊14次，至1991年10月10日共进上方化裁方210余剂，蒸食百合1500g，服鱼鳔200g，胸背部疼痛完全消失。CT复查提示：左胸小，胸膜肥厚粘连；左肺纹理增强、紊乱，无明显密度实质性病灶显示；右肺门及纵隔有少数淋巴结阴影；右肺无异常。诊断为左肺术后改变、双肺转移病灶完全消失。

至1993年该患者共就诊89次，服汤剂近1100余副。因2次化疗后均出现转移征象，故自1990年2月第三次化疗被迫中断之后，单纯依靠中医药配合食疗治疗。随访至1995年仍存活。

◆解析

患者由于癌毒的泛溢，加之手术及多次化疗的打击，气血大伤，营阴受损。虽然系带瘤生存，但临床的基本表现为气短乏力，舌红少苔，脉沉细数，辨证属气阴两虚，本虚标实的证候。故治疗当以益气养阴扶正为主，清热解毒、化痰散结祛邪为辅。对该患者的治疗，谷老基本上是以四君子汤或三才汤加黄芪、百合、山慈菇、鱼腥草、瓜蒌等药物为基础方化裁进行治疗的，反映出扶正的着眼点放在脾、肺、肾三脏上，且以前两脏为主的特点。

◆读案心悟

【引自】沈元良. 名老中医话肺系疾病. 北京：金盾出版社，2014.

谢海洲医案

【辨证治则】真阴亏损则不能制火，火炎刑金，清肃之令失常，水津不得四布，治宜清热泻火、扶正祛邪为主。

董某，男，60岁。1981年8月16日初诊。因患肺癌，曾于1980年8月8日行右上肺叶切除术，术后1个月始做纵隔放疗，放疗后曾4次出现发热，但常于一两天内退热。1981年8月16日又出现发热，呈持续高热状态，绵延未平，伴胸痛，咳嗽，口干而苦，脉弦缓，舌质干红，苔有裂纹。以气阴两虚之体，加之手术、放疗，反复发热，耗伤津液。

【辨证】咳嗽胸痛，口干而苦。

【治法】治宜清虚热，养阴利肺。

【处方】泻白散以清金，百合固金汤以保肺，更入冬虫夏草补肾益肺，协而收功。青蒿、藕节、白茅根各15g，桑白皮、百合、白芍、地骨皮、生地黄、石斛、茜草各12g，白薇、知母各9g，冬虫夏草3g。水煎服，7剂。另服：利肺片2瓶，每次5片，每日2次；清开灵10支，每次1支，每日1次，肌内注射。

1981年8月25日二诊：药后热势稍缓，转为午后发热。仍宗前法略增补土生金之品，前方加白术20g，生黄芪15g，阿胶（烊化）9g，水煎服，再服7剂。

1981年9月3日三诊：热平息，咳嗽尚剧，胸痛口干，纳少肢肿，大便微溏，脉滑，舌红苔少有裂纹。仍以前方加减，巩固疗效。

【处方】藕节15g，桑白皮、白茅根、地骨皮各12g，百合、杏仁、白薇、茜草、补骨脂各9g，升麻炭、冬虫夏草各6g，琥珀末（冲服）3g。水煎服，5～10剂。

1981年9月15日四诊：诸症减轻，拟养阴润肺、止咳化痰法。

【处方】月华丸加减：北沙参、瓜蒌各15g，石斛、枇杷叶、山药各12g，川贝母、茯苓、阿胶（烊化）、莲子、天冬、麦冬各9g，冬虫夏草5g。水煎服，5～10剂。

1981年9月27日五诊：治疗期间，患者又因肠痈而手术，术后又现低热，恶心纳呆，查舌红少津，脉弦滑。术后气血再伤，津耗待复，急治以益气生津，兼清余邪，竹叶石膏汤加减。

【处方】北沙参、鲜芦根各15g，石斛、天花粉、清半夏各12g，天冬、麦冬、竹叶、生地黄、熟地黄各9g，鲜竹沥水（冲）30mL。水煎服，5～10剂。

1981年10月9日六诊：4个月来共服药50余剂，近期已1个多月未现发热。胸痛、咳嗽亦除，纳食日增，睡眠正常。拟养阴润肺法收功，仍宗月华丸方加减。

【处方】北沙参、功劳叶各15g，山药12g，百部、石斛、天冬、麦冬、茯苓、浙贝母、生地黄、熟地黄、阿胶各9g，冬虫夏草6g，三七粉（冲服）3g，淡鲜竹沥水（冲）30mL，蛇胆陈皮末（冲）1支。水煎服，5～10剂。另服养阴清肺膏4瓶，每服1匙，每日2次。

◆解析

肺癌，中医学称之为“肺积、息贲”。肺癌患者多因术后，气血戕伤，正气虚损，术后又施放疗，反复发热，气阴亏耗，再遭“肠痈”之苦；诸多因素皆致津液重亡，虚热内生。当属“虚劳”之范畴。因此治宜补“虚”为主，尤以养阴清热为其治疗关键。初探以泻白散、百合固金汤之意；中又转以泻白散、竹叶石膏汤之旨，以清肺中伏火及肺胃余热；待其炎上之势趋平，则终以月华丸养阴益肺而收全功。

◆读案心悟

【引自】吴大真. 名中医呼吸科绝技良方. 北京：科学技术文献出版社，2009.

鲍严钟医案

【辨证治则】辨证属肺热阴亏，脾胃不健。治宜养阴清肺，健脾和胃，化痰抗癌。自拟清肺抗癌汤治之。

刘某，男，49岁。1974年6月24日初诊。患者于1974年6月在上海某医院经胸部X线片检查示左第4肋间有3.5cm×3.5cm大小的肿块阴影（同年10月10日、10月11日、10月12日经浙江省某医院连续3次痰检均找到癌细胞）。诊断为左周围型肺癌。刻诊：持续发热15天，干咳痰黏，带有血丝，明显消瘦，面色灰白，气急、胸痛、胸闷，胃纳减退，舌质红且有紫斑，苔光津少，脉弱无力。中医诊断为肺积。

【处方】鱼腥草、半枝莲、炒谷芽、焦山楂、仙鹤草各30g，北沙参、黄芩、浙贝母各12g，当归、制天南星、橘红各9g，蜈蚣3条。水煎服，每日1剂。

二诊：连服上方1个月后，诸恙好转，低热退，纳谷增，稍有咳嗽。嘱继服上方2个月。

1974年10月5日胸部X线片示左肺上叶有1条索状阴影，圆形病灶明显缩小。改服下方。

【处方】水杨梅根、鱼腥草、仙鹤草各30g，北沙参、黄芩、浙贝母、鲜石斛各12g，当归、橘红、天冬、麦冬、款冬花各9g。水煎服，每日1剂。连服上方15天，咳嗽已瘥，诸恙消失。

经治临床症状消失，恢复工作。1974年12月胸部X线片示肺内肿瘤消失。痰检未见到癌细胞。1977年12月13日经浙江省某医院胸部X线片复查示左肺未见肿块影。1983年11月随访，健在，治疗后已存活9年。

◆解析

鲍老临证肺癌之心法，认为本病属中医学“肺痿”范畴。《素问·至真要大论》记载：“诸气膹郁，皆属于肺。”证候表现有咳逆、喘促、胸胁胀满等。究其原因为热毒引起肺热叶焦，肺阴消灼。故治癌先治肺，治肺必救阴。清肺抗癌汤即为此而设。但求本溯源，肺癌本身又产生毒素，故加水杨梅根、半枝莲、白花蛇舌

◆读案心悟

草、鱼腥草、白英、黄芩等抗癌解毒。一为救阴，二为抗癌，以达到救肺阴抗癌肿之目的。

【引自】贺兴东，等. 当代名老中医典型医案集·内科分册. 北京：人民卫生出版社，2009.

刘嘉湘医案

【辨证治则】肺阴不足，痰热恋肺，清肃失司，痰毒淫脑。应用养阴清肺、解毒化痰药物治疗。

名医小传

刘嘉湘，男，汉族，福建省福州市人。上海中医药大学附属龙华医院主任医师，博士生导师。刘教授1950年毕业于福建军医医务学校，因在军队任西医工作时，自学针灸，治疗多种病症，常获奇效，燃起他学习中医的兴趣。1956年考入上海中医学院，六载刻苦学习，成绩斐然，先后师从沪上名医张伯臾、陈耀堂教授，深得其传。

冯某，男性，58岁。患者于1967年8月因发热、咳嗽、痰中带血、胸痛，在当地某医院胸部X线片示“左下肺肿块”，拟诊断为左下肺癌。1967年9月8日赴北京某医院就诊，拟诊断为左下肺癌，决定住院行开胸探查手术，1个月后住该医院检查，于痰中找到鳞状癌细胞，因心肌劳损及肺功能差，不适合手术治疗而出院。由某医院中医科予以养阴清肺、软坚化痰、清热解毒中药治疗，症状改善6个月后改服中药“抗癌片”，停服中药汤剂。1971年7月初开始头痛，右眼复视，逐渐视物模糊、右眼球不能外展。于同年7月11日去某医院就诊，胸部X线片示“左肺下叶有浓密实质块状阴影”。1971年8月23日去某医院就诊，胸部X线片示“左下肺块影较前扩大”，诊断为左下肺癌伴脑转移。

1971年9月25日初诊：近1个月来咳嗽、气急加剧，痰难咳，偶见痰血，舌强不利，头痛，右眼不能外展，唇及头皮麻木，两手握力减弱，脉细弦，舌苔薄，质红。

【处方】蛇六谷、黄药子、白花蛇舌草各30g，瓜蒌皮、生南星、香白芷、苦参、金银花、血余炭各15g，南沙参、北沙参、干蟾皮、广地龙、鸡内金各12g，杏仁9g。每日1剂，水煎，2次分服。

药后头痛及咳嗽均见减轻，痰咳较畅，痰血未作。1971年10月11日医院会诊，经X线体层摄影，查痰找到鳞状细胞，神经科检查确诊为“左下肺鳞癌伴有颅内转移”，不能手术，用环磷酰胺200mg，静脉注射，隔日1次，共10次，治疗后全身无力，胃纳减退，白细胞计数下降至$3.4\times10^9/L$，因不良反应较大，未再继续化疗，坚持来我院中药治疗。

1971年11月12日复诊：口干，咽燥，咳嗽，痰多，头痛轻作，仍感唇及头皮麻木，脉象细弦，舌质红苔薄白。胸部X线片复查示左下肺块影未见缩小。证属热毒内盛，阴液耗伤，治宗原意。仍以养阴清肺，软坚解毒法治疗。

【处方】南沙参、北沙参、鱼腥草、山海螺、薏苡仁、金银花、石上柏、白花蛇舌草、白英、生牡蛎、生南星各30g，玄参、八月札、瓜蒌皮、赤芍、苦参、白芷、夏枯草各15g，天冬、百部、海藻、干蟾皮各12g。水煎服。另天龙粉1.5g，每日3次，吞服。

服药后，诸恙均瘥，2～3个月胸部X线片复查，左下肺病灶稳定。1978年11月24日胸部X线片复查：与1968年胸片比较，左下肺肿块影基本消失，除稍有咳嗽及右眼复视外，均无不适，治疗中，曾做免疫功能测试2次，淋巴细胞转化率分别为60%和71%。从中医药治疗迄今22年余，现80岁，仍存活。

◆解析

刘老认为，肺阴虚之肺癌病人舌苔少或舌有裂纹，舌质偏红或嫩红；肺肾阴虚病人苔净或苔光，舌质红或红绛，治则分别用养阴清热、清热消肿和滋养肺肾之阴精结合清热消肿。前者通常给予北沙参、天冬、麦冬、玄参、百合等，后者则加上生地黄、炙鳖甲、山茱萸等滋养肾阴药物。三甲复脉汤是其常用方药。但见到食欲差，大便溏薄者则不用地黄、

◆读案心悟

山茱萸一类滋腻碍胃药物，以免更碍脾胃运化功能，而善用沙参、麦冬、石斛一类轻清养阴生津药物，保护脾胃运化功能。

刘老方中用沙参、天冬、玄参养阴润肺；鱼腥草、山海螺、白花蛇舌草、石上柏、金银花、白英、苦参等清热解毒；夏枯草、海藻、生南星、生牡蛎、干蟾皮软坚化积；八月札、瓜蒌皮理气宽胸。故本方有补虚扶正，祛邪除积，标本兼顾的作用，对治疗阴虚型肺癌有显著的疗效。

【引自】崔应珉. 中华名医名方薪传·胃肠病. 郑州：郑州大学出版社，2009.

张学文医案

【辨证治则】痰浊瘀毒交结致癌为患，痰瘀交阻，阻遏胸阳，胸中阳气不振。宜用清热解毒、化痰扶正之剂。

赵某，男，48岁。2006年2月18日初诊（胸闷、气短20余天，双上肢肿胀2周）。20余天前自觉胸闷、气短，在某县医院查胸部X线片发现大量胸腔积液，先后抽取胸腔积液3次，共为800mL。胸腔积液检验示蛋白阳性。无咳嗽、发热现象。遂转至某省肿瘤医院诊治，拟诊断为右肺癌及纵隔、双腋淋巴结转移、右肺下叶肺不张，住院治疗15天，胸闷、气短减轻，出院前1周出现双上肢肿胀。症见胸闷、气短明显，不能平卧，双上肢肿胀，无咳嗽、咳痰及发热；神志清，精神较差，活动自如，面色较晦暗，口唇紫暗，纳食差，夜寐差，大小便正常，舌质暗红，苔白厚腻，舌下布满瘀点，脉沉弱。诊断为肺癌。

【辨证】证为痰瘀交结，浊毒滞络。

【治法】治以宽胸理气，活血利水。

【处方】葶苈大枣泻肺汤加减：葶苈子20g，白花蛇舌草、瓜蒌、黄芪、白茅根、川牛膝各15g，焦麦芽、焦山楂、焦神曲各15g，茯苓、白术各12g，乌梢蛇、白芥子、地龙、薤白、桃仁各10g，大枣10个，7剂，水煎服，每日1剂。

复诊：服药后诸症均明显减轻。时觉右肩关节针刺样疼痛，疼痛时伴有汗出；纳食、夜寐可，大小便正常。上方加薏苡仁30g，姜黄10g，三七（冲服）3g。10剂，水煎服。服药后双上肢肿胀减轻，偶有气喘，肩关节仍稍感疼痛。在前方基础上加延胡索15g，甘草6g，蛤蚧1对。15剂，水煎服。随访好转。

呼吸病 名医验案解析

◆解析

本例为津液不得输布，凝聚为痰，痰阻气机，故见胸闷、不能平卧；痰浊内阻，肺失宣降，而见气短；气机受阻，则血行不畅，“血不利则为水”，故见双上肢肿胀不适；舌质暗红，舌下布满瘀点，痰白厚腻乃为痰瘀交结之象。故本病病位在胸中，病性属实。张老方选葶苈大枣泻肺汤配合理气活血利水之品，在祛除毒邪的同时补益正气，故能收效。

◆读案心悟

【引自】崔应珉．中华名医名方薪传·胃肠病．郑州：郑州大学出版社，2009.

周仲瑛医案

【辨证治则】烟毒袭肺，肺气怫郁，酿生癌毒，癌毒阻肺。治宜祛瘀散结，解毒抗癌。

计某，男，73岁。患者有长期吸烟史，高血压病、糖尿病、高脂血症病史。2003年查见右上肺空洞，按肺结核治疗。2005年3月痰中夹血，去某医院查为肺鳞癌，6月10日行伽马刀治疗。CT检查：右上肺肿块放疗后与2005年3月29日比稍小，内部坏死明显，两肺感染，局灶性纤维化，局部支气管扩张，左下肺大疱。2005年6月16日初诊（发现右肺鳞癌3个月余，伴咳嗽、咳痰，痰中带血）。刻下：稍有咳嗽，胸无闷痛，痰不多，偶有痰中带血，疲劳乏力，口干，食纳知味，寐尚可，二便正常；舌质暗紫，苔中、后部黄腻，脉细滑。诊断为肺癌，热毒痰瘀证。此为长期吸烟，耗伤气血津液，加之放射治疗，进一步损伤肺之气阴，故见咳嗽，痰中带血，疲劳乏力，口干等热毒痰瘀阻肺、气阴两伤之证候。治以益气养阴，扶助正气，化痰祛瘀，解毒抗癌。因患者食纳知味，二便正常，知脾胃运化功能尚正常，故把解毒攻邪作为重点。

【处方】扶正消癌汤加减：猫爪草、肿节风、鱼腥草、白花蛇舌草、狗舌草各20g，生薏苡仁、泽漆、漏芦、仙鹤草、地骨皮各15g，南沙参、北沙参、山慈菇各12g，炙僵蚕、露蜂房、太子参、麦冬、天花粉各10g。7剂，水煎服，每日1剂。

2005年6月23日二诊：咳减，痰少，未见出血，口干不显，无胸闷胸痛，食纳尚可，二便正常，苔中部黄腻，舌质暗红，脉小滑。方药：6月16日方加矮地茶20g，羊乳15g，炙桑白皮12g。

2005年7月14日三诊：近况平稳，咳痰不多，呈白色泡沫状，无胸闷痛，纳可，大便稍干，薄黄，舌质暗，有裂痕，脉小滑。方药：6月16日方去白花蛇舌草，加矮地茶20g，生黄芪、羊乳各12g，桑白皮10g。

2005年7月28日四诊：近日在某医院做CT复查，原右上肺病灶较前缩小，自觉症状不多，稍有痰，精神良好，大小便正常，苔中后部黄腻，质暗紫，脉细滑。方药：6月16日方去地骨皮、狗舌草，加矮地茶、龙葵各20g，羊乳、生黄芪各15g，炙桑白皮12g。

2005年8月11日五诊：自觉症状不多，不咳，咳痰少，胸不痛，食纳知味，苔黄薄腻，脉细滑。查肝肾功能正常，血糖9.6mmol／L，癌胚抗原19.9mmol／L。证属热毒痰瘀互结，气阴两伤。

【处方】白花蛇舌草、龙葵、半枝莲、猫爪草、肿节风各20g，生黄芪、仙鹤草、生薏苡仁、泽漆、山慈菇、漏芦、羊乳、木馒头各15g，炙鳖甲、南沙参、北沙参、太子参各12g，天冬、麦冬、炙僵蚕、露蜂房各10g。

◆解析

本例患者由于长期吸烟，烟毒袭肺，肺热气燥，酿生癌毒，癌毒阻肺，耗伤气血津液，加之放射治疗，进一步损伤肺之气阴。结合舌脉，辨证为热毒痰瘀阻肺，气阴两伤证。其病证特点：虚实夹杂，实者热毒痰浊瘀结，虚者气阴两亏，故周老治疗以益气养阴；扶助正气，化痰祛瘀，解毒抗癌。因脾胃运化功能尚正常，故以解毒攻邪作为重点。此后几诊，均在此法基础上加减运用，并在诊治过程中随时根据病情的变化调整扶正与抗癌的比重，至第五诊患者正气渐复，遂进一步加大消癌力度，加用炙鳖甲、龙葵、木馒头等解毒抗癌，软坚散结，体现了“祛邪即是扶正，邪不祛，正更伤”的观点。药后患者自觉症状基本缓解，复查CT：“原右上肺病灶较前缩小”。

◆读案心悟

【引自】苗青，赵兰才. 呼吸系统疾病验方妙用. 北京：科学技术文献出版社，2010.